Monthly Book *Derma.*

編集企画にあたって…

JN115755

　皮膚科医が皮膚の専門家であるためには，診断能力だけでは不十分であり，巧緻な技術が不可欠である．技術といっても様々であるが，まずは基本的な皮膚科処置をきちんとできることが必要であり，そのような観点から本特集を企画構成した．しかしながら，これらの"皮膚科処置 基本の「キ」"を我々がきちんとやっているかというと，甚だ心許ないのではないだろうか．こうした基本的な処置に対して，あまり深く考えず，昔からのやり方を惰性で続けていることはありがちであり，こうして各々の処置に関するエキスパートに執筆していただくと，自分が如何に分かったつもりでいたことが分かっておらず，多くの重要なポイントを見過ごしてきたかが痛切に感じられる．

　手術の基礎に関しては，局所麻酔のコツ，切除マージンの取り方，切開・縫合の仕方を取り上げた．局所麻酔ひとつとっても，大事なコツが山盛りであり，ちょっとした配慮で患者に与える痛みが大分変わってくる．凍結療法も，日常行われていることながら，やり方に個人差が大きく，それ故に治療結果も大きく変わってくる．弱すぎると効果が出ないし，強すぎると副作用が問題になる．副作用に関しては患者への事前の説明が重要であり，こんなはずではなかったという事態に陥るのを避けなければならない．

　軟膏処置に関しては，まず基剤を十分理解することであろう．かなりとっつきにくい項目であるが，基剤が分かっていないと，患者に応じた主剤の能力を十分発揮することができない．

　粉瘤に対する処置に関しては，へそ抜き法を中心に解説していただいた．粉瘤はありふれた疾患ではあるが，炎症期にどう対応すべきか，また手術をする際に如何に患者の負担を少なく効率よく行うかについては，あまりよく認識されていない．そういった意味では，非常に参考になる内容であったかと思う．

　爪疾患，疣贅，鶏眼に対する処置も重要である．どちらかというとワンパターンの処置に陥りがちであるが，爪や鶏眼に関して，単に切ったり削ったりするだけでなくて，どうしてそうなっているのかということを踏まえて，治療することが必要である．重点を置いて記載いただいた爪の楔状切除術は，一旦爪の悪い状態を解除してリセットし，環境を整えたうえでやり直すという意味では非常に理にかなったやり方だと思う．

　最後は熱傷や潰瘍について取り上げた．どちらも創面を見て，それに応じたきめ細やかな対処が必要であり，皮膚をよく診る重要性を改めて教えてくれる．

　学問や運動など何でもそうだろうが，基本を習得するのは案外大変である．"困ったら基本に戻って，基本に忠実に"というのは鉄則ではありながら，しばしば軽んじられる．本特集を通読していただければ，"皮膚科処置 基本の「キ」"はもう大丈夫ではないだろうか．この内容を明日からの診療に取り入れていただき，先生方の診療に役立つことを願ってやまない．

2021 年 6 月

門野岳史

KEY WORDS INDEX

和　文

あ，か行

悪性黒色腫　8
陰圧閉鎖療法　84
ウイルス性疣贅　67
潰瘍　84
外用薬　75
外用療法　84
陥入爪　55
基底細胞癌　8
局所麻酔　1
鶏眼　67

さ行

指神経ブロック　1
湿疹　39
手術　1
焼痂切開　75
褥瘡　84
植皮術　75
尋常性疣贅診療ガイドライン　67
真皮縫合　19
スキンケア　39
ステロイド外用薬　39
ステロイド局注　49
切除マージン　8
尖圭コンジローマ　67
爪甲鉤彎症　55
爪甲剥離　55
創傷被覆材　75

た，な行

爪白癬　55
適用疾患　32
デブリードマン　75
伝染性軟属腫　67
凍結療法　32
凍結療法の仕方　32
ドレッシング材　84
軟膏療法　39
軟部肉腫　8
日光角化症　8
乳房外パジェット病　8
熱傷　75

は行

皮膚悪性腫瘍　8
皮膚外科手術　1
皮膚腫瘍　8
皮膚切開　19,49
皮膚縫合　19
表皮囊腫　49
表面麻酔　1
粉瘤　49
併用療法　32
へそ抜き法　49
縫合糸　19
保険点数　32
保湿剤　39

ま，や，ら行

埋没縫合　19
巻き爪　55
有棘細胞癌　8
レトロニキア　55

欧　文

A，B，C

a method for cryotherapy　32
actinic keratosis　8
atheroma　49
basal cell carcinoma　8
buried suture　19
burn　75
clavus　67
combination therapy　32
condyloma acuminatum　67
cryotherapy　32

D，E

debridement　75
decubitus　84
dermostitch　19
distal nail embedding　55
dressing treatment　84
eczema　39
epidermal cyst　49
escharotomy　75
extramammary Paget's disease　8

F，I，L，M

finger nerve block　1
incision　49
ingrown nail　55
insurance point　32
local anesthesia　1
malignant melanoma　8
molluscum contagiosum　67

N，O，P，R

negative pressure wound therapy　84
onychogryphosis　55
onycholysis　55
pincer nail　55
retronychia　55

S

skin cancer　8
skin care　39
skin grafting　75
skin incision　19
skin moisturizer　39
skin surgery　1
skin suture　19
skin tumor　8
soft tissue sarcoma　8
squamous cell carcinoma　8
steroid injection　49
surgery　1
surgical margin　8
suture thread　19

T，U，V，W

the diseases applied for treatment　32
tinea unguium　55
topical anesthesia　1
topical corticosteroids　39
topical preparation　75
topical therapy　39
topical treatment　84
trephining　49
ulcer　84
viral wart　67
wound dressing material　75

WRITERS FILE
ライターズファイル
(50 音順)

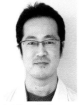

石井　貴之
（いしい　たかゆき）

2000年	富山医科薬科大学卒業
	金沢大学附属病院
2001年	福井県立病院
2002年	虎の門病院
2005年	金沢大学附属病院
2012年	富山県立中央病院（現，部長）

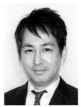

菅　崇暢
（かん　たかのぶ）

2004年	富山医科薬科大学卒業
2006年	広島大学病院皮膚科入局
2007年	中国労災病院皮膚科
2009年	広島大学病院皮膚科，助教
2015年	同大学大学院修了
	ドイツボン大学留学
2017年	広島大学病院皮膚科，助教
2020年	同，診療講師

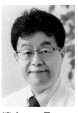

清水　晶
（しみず　あきら）

1996年	富山医科薬科大学卒業
	群馬大学附属病院，研修医
1997年	利根中央病院皮膚科
1999年	群馬大学大学院医学系研究科
2003年	同大学大学院修了（医学博士）
	同大学附属病院，医員
2007年	同，助手
2008〜10年	英国ユニバーシティカレッジロンドン留学
2013年	群馬大学皮膚科，講師
2021年	金沢医科大学皮膚科，教授

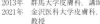

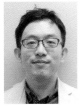

尾松　淳
（おまつ　じゅん）

2011年	筑波大学卒業
	東京大学医学部附属病院，初期研修医
2013年	同病院皮膚科入局
	都立駒込病院皮膚腫瘍科
2014年	同愛記念病院皮膚科
2016年	東京大学医学部附属病院皮膚科，助教
2017年	同大学大学院医学系研究科外科学専攻（皮膚科学）博士課程
2021年	同大学医学部附属病院皮膚科，助教

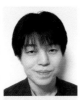

菅　裕司
（かん　ゆうじ）

2005年	札幌医科大学卒業
	道立紋別病院，臨床研修医
2006年	札幌医科大学病院，臨床研修医
	同大学皮膚科入局
2007年	室蘭日鋼記念病院皮膚科
	札幌医科大学大学院皮膚科入学
2011年	同，助教

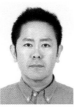

端本　宇志
（はしもと　たかし）

2004年	東京医科歯科大学卒業，初期臨床研修
2006年	同大学皮膚科入局
2007年	取手協同病院皮膚科
2008年	土浦協同病院皮膚科
2010年	東京医科歯科大学皮膚科
2012年	防衛医科大学校皮膚科，助教
2015年	横浜市立みなと赤十字病院
	東京医科歯科大学大学院修了
2016年	同大学皮膚科，助教
2017年	米国マイアミ大学 Miami Itch Center 留学
2020年	防衛医科大学校皮膚科，講師

門野　岳史
（かどの　たかふみ）

1992年	東京大学卒業
	同大学皮膚科入局
1993年	三井記念病院皮膚科
1995年	虎の門病院皮膚科
1997年	東京大学皮膚科，助手
2000年	米国デューク大学留学
2003年	東京大学皮膚科，助手
2005年	同，講師
2011年	同，准教授
2015年	聖マリアンナ医科大学皮膚科，准教授
2018年	同，教授

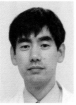

是枝　哲
（これえだ　さとし）

1990年	浜松医科大学卒業
	京都大学皮膚科入局
1994年	同大学大学院入学
1999年	同大学皮膚科，助手
2000年	福井赤十字病院皮膚科，部長
2003年	京都大学皮膚科，助手
2004年	同，講師
2010年	関西医科大学皮膚科，准教授
2012年	天理よろづ相談所病院皮膚科，部長
2016年	これえだ皮フ科医院，院長

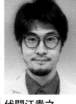

伏間江貴之
（ふすまえ　たかゆき）

2011年	慶應義塾大学卒業
	横浜市立市民病院，臨床研修医
2013年	慶應義塾大学皮膚科，専修医
2014年	自治医科大学附属病院皮膚科，臨床助教
2016年	東京医療センター皮膚科，医員
2019年	慶應義塾大学皮膚科，助教

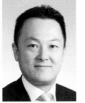

齋藤　昌孝
（さいとう　まさたか）

1996年	慶應義塾大学卒業
	同大学皮膚科，研修医
1998年	米国メソジスト大学留学
1999年	国立霞ヶ浦病院皮膚科，医員
2000年	杏林大学皮膚科，助手
2002年	慶應義塾大学皮膚科，助手
2007年	同，助教
2008年	米国エモリー大学留学
2011年	慶應義塾大学皮膚科，助教
2013年	同，専任講師

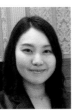
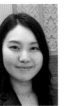

村上　佳恵
（むらかみ　よしえ）

2010年	藤田保健衛生大学卒業
	西尾市民病院，研修医
2012年	名古屋大学皮膚科入局
2014年	同，病院助教
2018年	同，助教

INDEX

Monthly Book ***Derma.*** No. 311／2021.7 ◆目次

1 局所麻酔のコツ ……………………………………………村上　佳恵ほか

局所麻酔は皮膚科医が習得すべき手技の1つである．適切に行うことができれば，手術や処置を円滑に進めることができる．局所麻酔の基本からコツまでを解説する．

8 切除マージンの取り方 …………………………………石井　貴之

良性および悪性腫瘍における切除マージンに対する考え方の違いについて述べ，悪性腫瘍においては腫瘍別に切除マージン設定のプロセスについて解説する．

19 切開，縫合 ……………………………………………尾松　淳ほか

すべての手術の基本となる皮膚切開，縫合法について，使用する道具，具体的な手順，保険点数に関して説明する．基本的ないくつかの縫合法についてもポイントを述べる．

32 凍結療法 ………………………………………………菅　裕司

凍結療法の手技は，白く硬くなるまで疣贅を凍結させ，凍結と融解を4〜5回繰り返す．副作用は，施術中および施術後数時間の疼痛，水疱化，色素沈着や色素脱失がある．

39 軟膏処置 ………………………………………………端本　宇志ほか

軟膏療法は皮膚科の治療の大事な柱である．本稿では主に湿疹病変を対象に，軟膏処置を上手にできるよう，理論と実践に分けて解説する．

49 粉瘤に対する処置 ……………………………………是枝　哲

粉瘤は炎症をしばしば起こすことがあるが，抗菌薬投与のみで処置がなされていないことが多い．粉瘤に対する適切な処置が必要である．

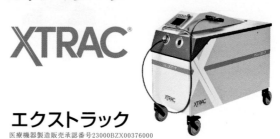

皮膚科処置 基本の「キ」

◆編集企画／聖マリアンナ医科大学教授　門野　岳史　　◆編集主幹／照井　正　　大山　学

55　爪疾患に対する処置 ……………………………………… 齋藤　昌孝

　　　陥入爪に対する爪母温存爪甲側縁楔状切除術，巻き爪による症状緩
　　　和のための処置，爪白癬治療の成功を後押しする処置などについて
　　　解説する．

67　疣贅，鶏眼に対する処置 ……………………………………… 清水　　晶

　　　疣贅と鶏眼の処置のポイントを解説する．特に疣贅は保険適用外の
　　　侵襲的な治療が多く，ガイドラインを参考に習熟する必要がある．

75　熱傷に対する処置 …………………………………………… 菅　　崇暢

　　　熱傷の処置には外用薬による保存的処置から植皮術などの外科的処
　　　置が含まれる．幅広い知識が必要であり，熱傷の程度，経過により
　　　適切な処置を選択することが重要である．

84　褥瘡，潰瘍に対する処置 …………………………………… 伏間江貴之

　　　褥瘡の分類・評価方法およびそれぞれの創面に適した治療法の選択
　　　（外用薬，ドレッシング材），保険適用について解説する．

Key Words Index ……………………………… 前付 2
Writers File ……………………………………… 前付 3
FAX 専用注文書 ………………………………… 96
バックナンバー在庫一覧 ……………………… 97
掲載広告一覧 …………………………………… 98
Monthly Book Derma. 次号予告 …………… 98

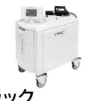
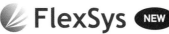
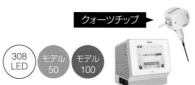
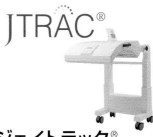

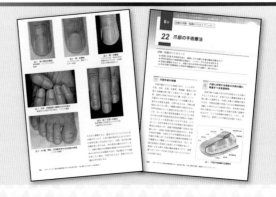

MB Derma, 311：1-7, 2021.

◆特集／皮膚科処置 基本の「キ」

局所麻酔のコツ

村上佳恵*　　横田憲二**

Key words：局所麻酔(local anesthesia)，手術(surgery)，皮膚外科手術(skin surgery)，表面麻酔(topical anesthesia)，指神経ブロック(finger nerve block)

Abstract　局所麻酔は皮膚科医にとって重要な手技の1つである．局所麻酔は適切な方法で行えば，安全に限られた範囲の無痛を得ることができ，それにより手術や処置を円滑に行うことが可能となる．そのためには麻酔薬の選択，患者をリラックスさせるための声掛け，打ち方，合併症に対する緊急対応などを身につけておかなくてはならない．本稿では，局所麻酔薬の作用機序，局所麻酔薬の種類と特徴，局所麻酔の方法，合併症の順に述べさせていただく．

局所麻酔とは

　脊髄から知覚神経受容体までのそれぞれ神経の働きを遮断するものをいい，その遮断する部分によって，表面麻酔，局所浸潤麻酔，伝達麻酔，硬膜外麻酔，脊髄くも膜下麻酔，経静脈局所麻酔の6つがある(表1)．皮膚科では表面麻酔，浸潤麻酔，伝達麻酔を主に用いる．

局所麻酔の作用機序

　局所麻酔薬は神経軸索の細胞膜の内側から電位依存性ナトリウム(Na)チャネルの機能を選択的に阻害することで神経活動電位を抑制し，伝導が抑制されると考えられている[1]．

局所麻酔薬の種類と作用に影響を与える因子[2][3]

　局所麻酔薬の種類と特徴を表2にまとめた．

　局所麻酔薬は溶液中にイオン型と非イオン型が平衡状態で存在する．イオン型と非イオン型の割合は，局所麻酔薬に固有の解離定数(pKa)と水溶液のpHにより決定される．イオン型が電位依存性Naチャネルをブロックし，活動電位を抑制することで脱分極および神経伝導を阻害するが，細胞膜を通過できるのは脂溶性の高い非イオン型のみである(図1)．

　pKaが小さいほど，細胞膜を通過する非イオン型の割合が多くなるため，結果として作用発現が早くなる．

　また，pHが高くなるほど非イオン型の割合が高くなり，作用発現が早くなる．例えば局所麻酔薬に炭酸水素ナトリウム(メイロン®)を添加すると，pHが上がり作用発現が早くなる．反対に炎症部位では組織が酸性であるため，作用発現が遅くなる可能性がある．

　pKaのほかに局所麻酔薬の特徴を決定づける因子として，分子量，脂溶性，蛋白結合率，光学異性体の存在が挙げられる．分子量が大きい局所麻酔薬は，効力が高く作用時間が長くなるが，毒性も高くなる．脂溶性が高い局所麻酔薬は細胞膜を透過しやすくなるため，効力が高く作用時間が長い．蛋白結合率の高い局所麻酔薬はNaチャネルへの結合時間が長く，作用時間が長い．また，一部の局所麻酔薬には光学異性体が存在する．S体

＊　Yoshie MURAKAMI，〒466-8550 名古屋市昭和区鶴舞町65　名古屋大学大学院医学系研究科皮膚病態学分野，助教
＊＊　Kenji YOKOTA，同，講師

表 1. 局所麻酔の種類

表面麻酔	粘膜や皮膚表面の麻酔
局所浸潤麻酔	限局された場所に局所麻酔薬を皮下浸潤させる麻酔
伝達麻酔(末梢神経ブロック)	神経や神経叢に局所麻酔薬を浸潤させる麻酔
硬膜外麻酔	頸部以下の麻酔
脊髄くも膜下麻酔	腹部～下半身の麻酔
経静脈局所麻酔	四肢にターニケットを巻き，その末梢から経静脈的に局所麻酔薬を注入すると，ターニケットより末梢側の無痛域が得られる麻酔

表 2. 浸潤麻酔に使用する局所麻酔薬

薬剤名 (代表的な商品名)	分子量	脂溶性	蛋白結合率	pKa(25℃)	持続時間	極量 (浸潤麻酔)	極量 (伝達麻酔)
プロカイン (ロカイン®)	236	100	6%	8.9	45～60 分	1,000 mg	400 mg
テトラカイン (テトカイン®)	264	5,822	76%	8.5	1.5～2.5 時間	100 mg	100 mg
リドカイン (キシロカイン®)	234	366	64%	7.9	1～1.5 時間	200 mg	200 mg
メピバカイン (カルボカイン®)	246	130	77%	7.6	1～2 時間	500 mg	500 mg
ブピバカイン (マーカイン®)	288	3,420	96%	8.1	2～3 時間	保険適用なし	100 mg
ロピバカイン (アナペイン®)	275	775	94%	8.1	10 時間	保険適用なし	300 mg
レボブピバカイン (ポプスカイン®)	288	3,420	93%	8.1	10 時間	保険適用なし	150 mg

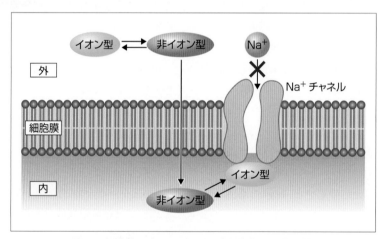

図 1. 細胞外・内における局所麻酔薬の平衡状態

とR体は基本的に類似の薬理作用を有するが，効果や毒性に差がある．光学異性体の典型例はブピバカインで，心毒性の少ないS体のみが製剤化された．

局所麻酔薬を使用するうえで，それぞれの極量についても注意しなければならない．例えば，リドカインは200 mg(キシロカイン®で20 mL)が最高用量となる．しかし，体重が少ない患者や小児，肝機能障害がある患者は極量が下がる可能性があるため，一概にはいえない．なるべく必要最低限の量で麻酔を行うことが大切である．

局所麻酔薬の種類，特徴について述べたが，皮膚科で使われる局所麻酔薬は，ほとんどリドカイン(キシロカイン®)である．効果発現の早さ，効力

に比較しての毒性の少なさというバランスのよさから選択される.

また，エピネフリンを添加したリドカイン（1％E入りキシロカイン®）を用いることが多い．エピネフリンを添加することで，麻酔の作用時間の延長や局所の出血抑制効果が得られる．さらに，組織への吸収が遅れるため，局所麻酔薬中毒にもなりにくいという利点もある．極量も増加する（リドカインでは500 mg）．エピネフリン添加の原則禁忌としては陰茎での使用，心疾患，甲状腺機能亢進症，糖尿病，血管攣縮の既往がある患者である.

局所麻酔薬を混合することによって，長時間作用型と短時間作用型のお互いの利点が発現することが期待されるとする報告がある[4].しかし，効果は変わらないとされる報告[5]や，本来の局所麻酔薬の濃度が下がってしまい，どっちつかずの効果になってしまうという意見もある[6].

各種局所麻酔の適応と基本手技[7][8]

1．表面麻酔

注射やカテーテル挿入時，また，皮膚表面の処置などの疼痛軽減のために行われる．小児の局所浸潤麻酔前に行うことが刺入時の疼痛軽減に有効な場合がある.

代表的なものとしてリドカインテープ（ペンレス®テープ），リドカイン・プロピトカイン混合クリーム（エムラ®クリーム）がある.

ペンレス®テープは伝染性軟属腫摘除やレーザー施行のときに使われることがある．施術の約1時間前に貼付しておく.

エムラ®クリームは局所麻酔薬であるリドカインとプロピトカインを等量混合されている薬である．等量混合することにより室温で液体の共融混合物となる．そのため，リドカイン単体のクリームよりも短時間で皮膚から吸収されることにより，有用な局所麻酔の効果が得られるとされている[9].レーザー施術に使われることが多い．使用方法は処置の1時間ほど前に10 cm²あたり1 gを密封法で塗布する.

2．局所浸潤麻酔

皮膚科ではこの麻酔方法がメインとなる．麻酔薬としては1％E入りキシロカイン®を使用することが多い．手術範囲によって注射器の大きさを決め（およそ注入量の倍程度のシリンジ），注射針はなるべく細い針（25～30 G）を選ぶことで刺入時の痛みを減らすことができる[10].

針を刺す前に，麻酔注射をすることを必ず患者に伝える．また，刺入の際はできるだけすばやく的確に刺すようにする．刺入時の疼痛を最小限にするためである.

注射器を固定しつつ，血管に入っていないことを吸引テストで確認したのち，局所麻酔薬をゆっくり皮内に注入して，膨疹を作る（図2-a）.麻酔が皮内に入るときも痛いため，そのことも声掛けをしつつ行っていく．急激に注入するのではなく，ゆっくりと注入することで痛みが少なくなる.

続いて切開線部や剝離部の皮下に局所麻酔を行っていくが，麻酔が効いている部分より再度針を刺し，刺した針を引き抜きつつ麻酔薬を注入していく．このようにすることで，血管内に麻酔薬が入ることを防ぎやすくなる．エピネフリン入りだと麻酔した部分が血管収縮のために皮膚表面が蒼白になっていく（図2-b）.麻酔が終わったら，効いていることを確認するために針先で刺激して疼痛の有無を確認する.

3．伝達麻酔

伝達麻酔は神経ブロックともいわれ，末梢神経周囲に局所麻酔薬を注射し，その神経の支配領域の無痛を得る.

伝達麻酔には色々と種類があるが，ここでは皮膚科でよく使う指ブロック麻酔について述べる.

これまで指趾，耳，陰茎にはエピネフリンが添加された麻酔薬は禁忌であったが，2020年12月に指趾，耳は使用可能に改訂された．ただし，末梢血管疾患や循環障害のリスクがある場合は，虚血の危険性がある.

シリンジは5または10 mLのものを使用し，針

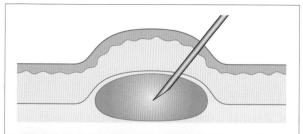

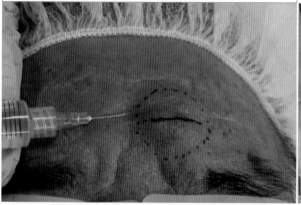

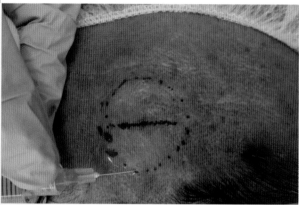

図 2. 局所浸潤麻酔

a ：真皮直下に局所麻酔薬を注入して，小膨疹を作る．深く刺しすぎて脂肪識ばかりに入らないようにする．
b ：エピネフリン入りだと局所麻酔薬を注入した場所の皮膚が蒼白になる．

a
b

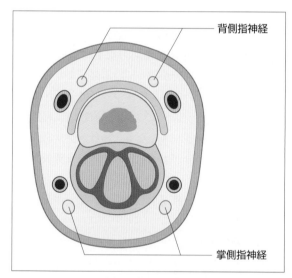

図 3. 指の解剖図

はなるべく細い針(25〜27 G)を使用する．

　指の解剖について図3に示す．指の背側・掌側にそれぞれ2本ずつ指神経が走行している．

　一般的な方法は指の根部で基節骨の側面に当てる方法である(図4-a, b)．徐々に針先を引きながら局所麻酔薬を注入する．次に刺入方向を指の背側に変えて，ゆっくり引きながら注入する．これを指の掌側にも行う．これを反対側にも行うと，すべての指神経を麻酔したことになる．

　他の方法[11][12]として，これらの神経は中手骨の間を走っているため，指の根部よりも近位でブロックする方法がある．指の水かきより2 cmほど中枢(図4-c)から刺入し，中手骨間に麻酔薬を注入する．この方法は指神経や指動脈を穿刺してしまうリスクを下げることができる．また，指が麻酔薬により腫れて，循環障害を起こすリスクも下げることができる．

　もし指に虚血が生じ，15分以内に自然に解消されない場合は，虚血部位をマッサージし，ニトログリセリン軟膏を塗布する．または，フェントラミンメシル(レギチーン®)2 mgを局注する．

　その他，麻酔の痛みと不安を減らす方法として，クラシック音楽を流すことが有効であったとの報告がある[13]．筆者の病院でもクラシック音楽や患者の好きな音楽を流して，リラックスできる環境づくりをしている．

　痛みを減らす方法を前述で色々と挙げたが，痛

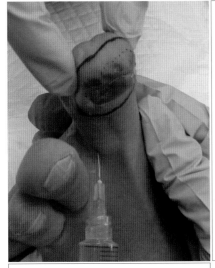

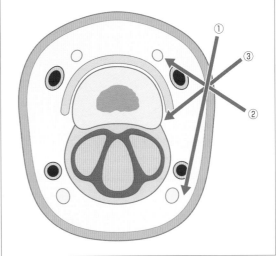

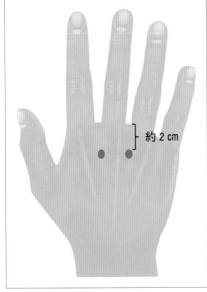

a	b
c	

図 4.
指ブロック麻酔
　a：背側から刺入したほうが痛みは少ないため，
　　なるべく背側から基節骨に当てるようにする.
　b：背側, 掌側の指神経を順番に麻酔していく.
　c：中手骨部によるブロック刺入部

みを減らす方法を検討した論文があったため，痛みに敏感な患者への対策の参考として，その方法を表3にまとめておく[14].

局所麻酔に関連した副作用・合併症

1．アレルギー反応

局所麻酔薬でアレルギーを起こす可能性は1%未満と報告されている[15]．アレルギー反応と間違えられるほとんどが血管迷走神経反射によるものである.

アレルギー反応が起こった場合の症状は，蕁麻疹・湿疹などの皮膚症状，低血圧，不整脈などの循環器症状，鼻閉，くしゃみ，呼吸困難などの呼吸器症状，悪心，嘔吐，腹痛，下痢などの消化器症状などがある．治療は日本アレルギー学会のアナフィラキシーガイドラインなどに沿って対応していく.

2．局所麻酔薬中毒

中毒症状は局所麻酔薬が血中に入ってしまった場合に起こることがある．局所麻酔薬の血中濃度が上昇していくと，舌・唇・口のしびれや感覚喪失，金属様の味覚，頭痛，耳鳴りなどから始まり，多弁，興奮，頻脈，血圧上昇などを認め，その後，意識消失，痙攣が生じる．さらに血中濃度が高くなると昏睡，呼吸停止に陥る.

局所麻酔薬中毒が疑われた場合は，直ちに局所

表 3. 局所麻酔の痛みを最小にする方法

① 局所麻酔薬に緩衝液（重曹）を加えて中性に近づける．
② 人肌に温める．
③ 細い針を使う．
④ 注射をみないようにさせる．
⑤ 音楽を聴かせたり，手を握ったり，会話をしたりして注意をそらす．
⑥ 皮膚をつまんだり，振動を与えながら注射する．
⑦ 注射する部位に表面麻酔をするか，氷で冷やす．
⑧ 創面があれば，露出した脂肪層から注射する．
⑨ 皮膚に垂直に針を刺入する．
⑩ 局所麻酔薬を注入中は針が動かないように手でしっかり固定する．
⑪ 真皮内ではなく，皮下に局所麻酔薬を注入する．
⑫ 局所麻酔薬をまず 0.5 mL 注入して，15〜45 秒待ち，痛みがなくなってからゆっくりと 2 mL 注入して，それから針の方向を変えて追加で注入していく．
⑬ 麻酔をした部分から次の麻酔をする．

表 4. 脂肪乳剤の投与法

1) 1.5 mL/kg を，約 1 分かけて初回ボーラス投与．その後，0.25 mL/kg/min で持続投与開始．
2) 5 分後，循環の改善が得られなければ再度 1.5 mL/kg をボーラス投与するとともに持続投与量を 2 倍の 0.5 mL/kg/min に上げる．さらに継続する場合は 5 分後に再度 1.5 mL/kg を投与．ボーラス投与は計 3 回までが限度．
3) 循環の回復・安定後もさらに 10 分間は投与を持続すること．
※ AAGBI（Association of Anaesthetists of Great Britain & Ireland）ガイドラインでは最大投与量の目安は 12 mL/kg と記載されている[17]．

麻酔薬の投与を中止して応援を要請，患者を安静にし，モニターの装着と輸液路の確保，酸素投与を開始する．患者には常に話しかけ，状態の変化がないか観察をする．局所麻酔薬血中濃度がそれほど上昇していなければ，経過観察のみで回復する．

痙攣が出現した場合は，痙攣による外傷や低酸素血症，高二酸化炭素症，アシドーシスへの進行を防止するために素早く止める必要がある．第一選択薬はベンゾジアゼピン系薬物である．第一選択薬を投与しても痙攣が持続する場合は気道確保を考慮する．

重度の低血圧，不整脈，心停止などが発生した場合は，BLS（basic life support）や ACLS（advanced cardiovascular life support）のガイドラインに従って蘇生術を行う．また，2006 年以降，脂肪乳剤投与により心停止から蘇生の成功例が報告されており[16]，気道確保後に脂肪乳剤の投与を開始することが推奨されている．投与方法については表 4 に示す．

局所麻酔薬中毒を予防するために注意すべき点は，患者の背景にある病態を把握すること（例えば，乳児は成人に比べ肝臓の代謝酵素活性が低い．そのため局所麻酔薬中毒を起こしやすい），局所麻酔薬の投与量を減らすこと，少量で分割投与を行うこと，局所麻酔薬中毒のリスクが低い局所麻酔を選択すること，穿刺後の吸引テストを行うことが挙げられる．

3．血管迷走神経反射

アレルギーが起こったと誤解されるほとんどが，血管迷走神経反射である．ストレス状態，強い疼痛などで起こることがある．症状としては気分不快，血圧低下，徐脈などがある．起こった場合は直ちに局所麻酔を中止し，バイタルの確認を行う．徐脈症状が強く出ている場合はアトロピンを注射する．

文 献

1) Scholz A：Mechanisms of local anaesthetics on voltage-gated sodium and others ion channels. *Br J Anaesth*, **89**：52-61, 2002.
2) 森本康裕（著）：局所麻酔薬．はじめての麻酔科学，克誠堂出版，pp. 72-74，2016.
3) Walsh A, Walsh S：Local anaesthesia and the dermatologist. *Clin Exp Dermatol*, **36**(4)：337-343, 2011.

4) Magee DA, Sweet PT, Holland AJC：Epidural anaesthesia with mixtures of bupivacaine and lidocaine. *Can Anaesth Soc J*, **30**：174-178, 1983.

5) Jeff G, Admir H, Kishor G, et al：The effect of mixing 1.5% mepivacaine and 0.5% bupivacaine on duration of analgesia and latency of block onset in ultrasound-guided interscalene block. *Anesth Analg*, **112**(2)：471-476, 2011.

6) 森本康弘(著)：局所麻酔薬. はじめての末梢神経ブロック, 克誠堂出版, p.22, 2019.

7) 中川浩一：麻酔. 皮膚外科学(日本皮膚科学会監), 改訂第2版, 学研メディカル秀潤社, pp.92-97, 2020.

8) 松村　一：形成外科で用いる局所麻酔法. 形成外科の基本手技1(平林慎一ほか編), 克誠堂出版, pp.77-94, 2015.

9) Brodin A, Nyqvist-Mayer A, Wadsten T, et al：Phase diagram and aqueous solubility of the lidocaine-prilocaine binary system. *J Pharm Sci*, **73**(4)：481-484, 1984.

10) Jeannine K, Ida O：Application of local anesthetics in dermatologic surgery. *Dermatol Surg*, **28**(2)：143-148, 2002.

11) Scoot DB：手神経ブロック. 図解局所麻酔法マニュアル(吉矢生人ほか監訳), 南江堂, pp.114-115, 1990.

12) 岡崎　睦(著)：少外科対応. 傷・創・少外科対応の術 & Tips, メジカルビュー社, pp.110-113, 2020.

13) Eric PS, Hongjie G, Mary T, et al：Music reduces pain and anxiety associated with local anesthesia for dermatologic procedures：A randomized controlled trial. *J Am Acad Dermatol*, S0190-9622(20)32622-0, 2020.(Online ahead of print)

14) Strazar AR, Leynes PG, Lalonde DH：Minimaizing the pain of local anesthesia injection. *Plast Reconstr Surg*, **132**(3)：675-684, 2013.

15) Ring J, Franz R, Brockow K：Anaphylactic reactions to local anesthetics. *Chem Immunol Allergy*, **95**：190-200, 2010.

16) Rosenblatt MA, Abel M, Fischer GW, et al：Successful use of a 20% lipid emulsion to resuscitate a patient after a presumed bupivacaine-related cardiac arrest. *Anesthesiology*, **105**：217-218, 2006.

17) Cave G, Harrop-Griffiths W, Harvey M, et al：AAGBI Safety Guideline：Management of Severe Local Anaesthetic Toxicity.(https://www.aagbi.org/sites/default/files/la_toxicity_2010_0.pdf)(2021.2.6 閲覧)

MB Derma, 311：8-18, 2021.

◆特集／皮膚科処置 基本の「キ」

切除マージンの取り方

石井貴之*

Key words：切除マージン（surgical margin），皮膚腫瘍（skin tumor），皮膚悪性腫瘍（skin cancer），悪性黒色腫（malignant melanoma），基底細胞癌（basal cell carcinoma），有棘細胞癌（squamous cell carcinoma），日光角化症（actinic keratosis），乳房外パジェット病（extramammary Paget's disease），軟部肉腫（soft tissue sarcoma）

Abstract 皮膚外科領域において腫瘍切除をする場合，まず対象となる病変が良悪性のどちらかによって，切除マージンの取り方は大きく異なる．良性腫瘍であればできる限り健常組織の温存が求められ，切開線を含めて整容面への配慮も怠ってはいけない．逆に悪性腫瘍で根治切除を目指す際には，ときに神経や血管・骨などを犠牲にした切除が必要となる場合もある．また，悪性腫瘍ではその腫瘍の種類および組織型によって切除マージンの取り方も異なる．さらに病変の境界が明瞭か否か，切除による根治が可能かどうか，広範囲ないし多発病変ではそもそも根治切除が必要か否かも加味して最終的な切除マージンの設定を行う必要があり，画一的なマージン設定は必ずしも当てはまらない．本稿ではまず，良性腫瘍切除全般における切除マージンの取り方について述べ，悪性腫瘍切除においては悪性黒色腫・基底細胞癌・有棘細胞癌・日光角化症・乳房外パジェット病・軟部肉腫に分けて，切除マージン設定までのプロセスについて具体例を挙げて述べる．

はじめに

　皮膚外科領域に限らず腫瘍切除におけるマージンの取り方を決定する際，重要なポイントの1つに腫瘍が良性か悪性かが挙げられる．良性腫瘍の場合，身体機能の温存を前提とした切除が基本となるため，健常組織の可及的な温存が求められる．一方で悪性腫瘍の場合，身体機能の温存をはかることはもちろん重要であるが，基本的に完全切除を目標とすることから，ときに機能性に影響を及ぼす血管や神経・筋や骨などを犠牲にせざるを得ない場合もある．皮膚悪性腫瘍の各種ガイドラインでは，腫瘍の種類や組織型・大きさ・深達度や部位などに応じて様々な切除マージンが推奨されているが，当然ながらそれらを画一的にすべ

* Takayuki ISHII，〒930-8550 富山市西長江 2-2-78 富山県立中央病院皮膚科，部長

ての患者に当てはめることは困難である．なぜならば，同じ腫瘍であっても実臨床では病変の細かな部位の違いや患者の肌質・病変が単発か多発か・境界が明瞭か否か・患者の腫瘍切除や再建に対する希望・年齢や ADL などの多数の要因を考慮しなければならないからだ．本稿では良性腫瘍と悪性腫瘍に分けて切除マージンの取り方について述べ，悪性腫瘍においては皮膚外科領域で扱うことの多い，悪性黒色腫・基底細胞癌・有棘細胞癌・日光角化症・乳房外パジェット病・軟部肉腫の腫瘍別に分け，ガイドラインによる基本的な切除マージンの取り方に筆者の考えを加えて解説する．なお，皮膚癌や軟部肉腫のガイドラインは諸国多数存在するが，日本人とヨーロッパ系白人やアフリカ系黒人とではスキンタイプが大きく異なる．そのため本稿で扱うガイドラインは，悪性黒色腫と有棘細胞癌・日光角化症については皮膚悪

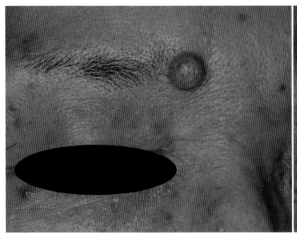 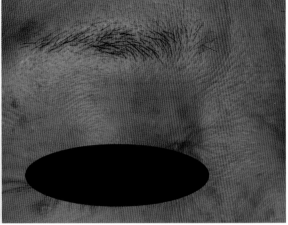

a．治療前   b．治療後

図1. 眉毛部の母斑細胞母斑（赤坂虎の門クリニック皮膚科 大原國章先生より提供）
高周波メスによるシェーブ切除．腫瘍の突出の解消と毛の温存，最小限の瘢痕という
患者の希望をともに実現

性腫瘍ガイドライン第3版[1)2)]，基底細胞癌・乳房外パジェット病については皮膚悪性腫瘍診療ガイドライン第2版[3)]，軟部肉腫については軟部腫瘍診療ガイドライン2020[4)]を採用し，必要に応じてNCCNガイドライン[5)]との比較を追加して述べる．

良性腫瘍

　言うまでもなく，良性腫瘍は悪性腫瘍と異なり，基本的に腫瘍が生命予後に影響を及ぼすことはない．それゆえ切除の目的は患者によって異なり，例えば腫瘍の存在が整容的に許容できない，圧痛がある，擦れて炎症を生じたり出血したりするなど様々である．また，腫瘍を切除するということは当然ながら皮膚に創ができることを意味し，術後の瘢痕にも十分な配慮が必要である．これらの点から良性腫瘍切除では基本的に【最小限の創】で，【最大限の健常組織の温存】をはかり，【最小限の切除（辺縁切除）】を行うことが求められる．また，粉瘤のへそ抜き療法[6)]や脂肪腫の分割切除[7)]など，腫瘍を一塊に切除するのではなく，あえて切り込んで切除することによって，最小限の創で最大限の健常組織の温存をはかる方法も知られている．被髪頭部や顔面の母斑細胞母斑では，腫瘍が櫛やブラシに引っ掛かるなど"でっぱり"が邪魔という理由で切除を希望する人も多い．それらの場合には線状の瘢痕や切開縫合による禿

髪を避け，"でっぱりの解消"という患者の希望を叶えるために，高周波メスなどで腫瘍の突出部位を削るという治療法もある（図1）．筆者は神経や重要血管などが腫瘍に近接する場合，良性腫瘍は"迷ったら残す"を心がけている．皮膚外科領域で扱うことのある神経鞘腫は知覚および運動を担う神経から生じることがあり，ときとして神経機能を温存するためにあえて被膜内切除を行って，最大限の腫瘍切除と最大限の機能温存（改善）を目指すこともある（図2）．ただし，良性腫瘍であっても取り残しは再発につながることがあることは肝に銘じなければならない．

悪性腫瘍

1．悪性黒色腫

　本邦ガイドラインでは，腫瘍の厚み（tumor thickness；TT）に応じて推奨切除マージンが設定されている．NCCNとの違いは *in situ* 病変における扱いで，本邦ガイドラインでは0.3〜0.5 cm，NCCNガイドラインでは0.5〜1 cmと設定されている．本邦での推奨切除マージンを表1に示す．これらは各種切除マージンによる断端陰性率の比較[8)9)]を参考に設定されており，基本的にガイドラインに沿った切除マージンの確保が基本であることは間違いない．しかしながら，実臨床ではそもそも腫瘍の境界が不明瞭な病変も少なからず存在

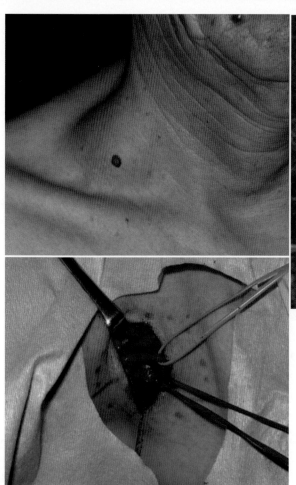

図 2.

鎖骨上神経に生じた神経鞘腫

 a ：臨床像．鎖骨上部の 4 cm 大の皮下結節．
  下床の可動性は不良で，圧痛と右上肢への放
  散痛を認める．

 b ：MRI T2 強調像：辺縁高信号．内部は一部
  低信号を呈し tail sign も認める．

 c ：手術所見．血管テープ（赤および青）から神
  経温存を最優先し，腫瘍は被膜内切除で摘出

表 1．本邦ガイドラインにおける悪性
黒色腫の推奨側方マージン

腫瘍の厚さ	側方マージン
In situ	0.3〜0.5 cm
≦1.0 mm	1 cm
1.01〜2 mm	1〜2 cm
2.01〜4 mm	2 cm
>4 mm	2 cm

するうえ，無色素性病変では境界の把握が非常に
困難である．色素性病変の評価においてはダーモ
スコピーが有用で，微小な色素を確認することが
できる．また，原発巣から 2 cm 以内の病変を衛
星結節，2 cm を超える病変を in-transit 転移と区
別されるが，図 3 のようにどこまでも衛星結節が
広がっているかのようにみえる臨床例も存在す
る．このような症例に対して断端陰性を得るため
に何度も切除を要した報告もある[10]．しかしなが

ら，肉眼的に確認できない病変を繰り返し切除す
ることは患者の負担も大きい．マッピングなどを
行うことで腫瘍の広がりを確認した報告[11]もあ
り，筆者もかつてはこれらの治療経験があるが，
少なくとも近年はマッピングや表皮内病変を何度
も繰り返し切除することは行っていない．これは
私見であるが，あくまでも残存する病変は表皮内
であるため，それらが直接予後に影響を及ぼすこ
とがないからである．むしろリンパ流に沿った再
発転移を少しでも抑えたいため，浸潤性病変から
所属リンパ節へ向かう方向については，十分に脂
肪織を含めた深部マージンの確保を心がけてい
る．悪性黒色腫においては過去には筋膜を含めた
十分な深部マージンの確保が行われてきたが，筋
膜切除による局所再発率の低下には疑問的な報
告[12]もあり，現状は浸潤病変では脂肪織を十分に
含めた切除が妥当と考える．日本人に多い爪病変

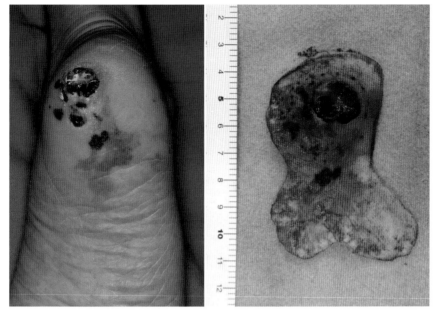

a|b

図 3. 末端黒子型悪性黒色腫

a：臨床像．濃淡不整な黒色〜褐色斑が散在性に拡大しており，病変の
境界部の把握が非常に困難

b：切除標本．結節からは 2 cm のマージンを確保しつつ，色素斑から
は 3〜5 mm のマージンを取って切除

の切除において，深部マージンについてはエビデンスに基づく一定のコンセンサスが得られていないのが実情である．筆者は臨床および画像上で，明らかな骨浸潤を疑う病変以外は骨温存切除を行っている．少なくとも，爪甲破壊を伴わない爪悪性黒色腫の多くは骨膜上切除による骨温存切除で局所制御は可能であると考えているが，現在，日本臨床腫瘍研究グループ（Japan Clinical Oncology Group；JCOG）で前向き臨床試験が行われており，その結果が待たれる．

2．基底細胞癌

本邦ガイドラインでは，NCCN ガイドラインに準じて部位・大きさ・組織型などに応じて低リスクおよび高リスク因子を設定し（表2），低リスク症例では 4 mm，高リスク症例では 5〜10 mm の切除マージンが推奨されている．ガイドライン通りのマージン確保が可能な症例については，それに従った治療を行うことに問題はないが，基底細胞癌の好発部位である顔面では，眼瞼や鼻孔・口唇など広範囲にマージンを確保することによって大がかりな切除や再建を要する症例も経験される．ガイドラインで推奨されている切除マージン

表 2. NCCN における基底細胞癌の高リスク因子

```
＜部位※と直径＞
● 20 mm 以上の低リスク部位
● 10 mm 以上の中リスク部位
● 高リスク部位
  ※低リスク部位：躯幹，四肢（手掌，爪部，前脛骨部，足首，
    足底を除く）
  ※中リスク部位：頬，前額，頭部，頸部，前脛骨部
  ※高リスク部位：（顔面中央，眼瞼，眉毛部，眼囲，鼻部，
    口唇（白唇，赤唇），頤，下顎，耳前部，耳介前溝，耳介
    後部，耳介溝部，側頭部，耳介），外陰部，手掌，足底
＜臨床所見＞
● 境界不明瞭
● 再発
● 放射線治療歴
● 免疫抑制
＜組織所見＞
● 浸潤型，微小結節型，斑状強皮症/硬化型，basosquamous,
  carcinosarcoma
```

の根拠となる論文の多くは白人を対象としたものが多く，これらでは無色素性基底細胞癌の症例も多い．日本人の基底細胞癌の多くは有色素性であり，現実的には 2〜3 mm のマージンでも完全切除可能な症例もある（図4）．この点についても現在，JCOG で日本人の頭頸部基底細胞癌の縮小マージン切除に関する検討が行われており，結果

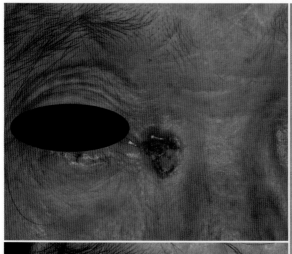
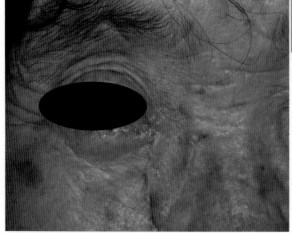
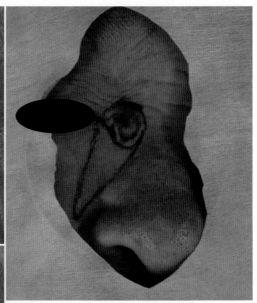

図 4.
内眼角部の基底細胞癌
  a：臨床像．ガイドラインどおりにマージンを
    確保すると眼瞼の広範欠損を生じる．
  b：手術デザイン．境界明瞭のため 2 mm マー
    ジンで切除，欠損部は V-Y 皮弁形成で再建
  c：術後．外来通院にて治療可能で，腫瘍断端
    も陰性

が待たれる．深部マージンについては基本的には脂肪織を十分に含めた切除を基本とする．ただし，浸潤型・微小結節型・斑状強皮症型の組織型ではより深部へ浸潤する傾向にあるため[13]，結節型の症例よりも深部マージンへの配慮を要し，ときには筋層を含めた切除も躊躇ってはならない．また，腫瘍径と腫瘍の深達度も相関がみられるため，基本腫瘍径の大きな症例ではより深部への浸潤を生じていると考えてよい．深部はもちろん，側方の広がりも含めて腫瘍の境界評価には超音波検査も参考となる（図5）．

3．有棘細胞癌

本邦ガイドラインでは，NCCN ガイドラインをもとに部位・大きさ・臨床および組織学的所見に応じてリスク因子を設定し（表3），低リスク症例では 4〜6 mm，高リスク症例では 6〜10 mm の切除マージンが推奨されている．一方で疫学的に日本人の有棘細胞癌は高齢者に多く，半数が頭頸部

に生じている[14]．基本的にガイドラインに沿った切除マージンの取り方が基準になるが，有棘細胞癌の前癌病変とされる日光角化症が多発している高齢者や多発する有棘細胞癌の症例に対して，全病変をガイドラインどおりに治療するのは現実的ではないだろう．実際に筆者はこれらの症例に対して，ときとして肉眼的境界から最小限のマージンで切除することもある．もしくは浸潤病変のみの切除を行い，表皮内病変として日光角化症が残存していれば液体窒素凍結療法やイミキモドの外用療法を術後に追加することも多い（図6）．一方で，組織学的分化度が低く脂肪織以下への浸潤例や神経浸潤例では，短期間で容易に再発する症例も経験する（図7）．神経浸潤例ではときに病変周囲に硬結を触れることもあり，見落とさないように注意する必要がある．また，このようなハイリスク症例では側方はもちろん，深部も含めた十分なマージンの確保が望ましい．

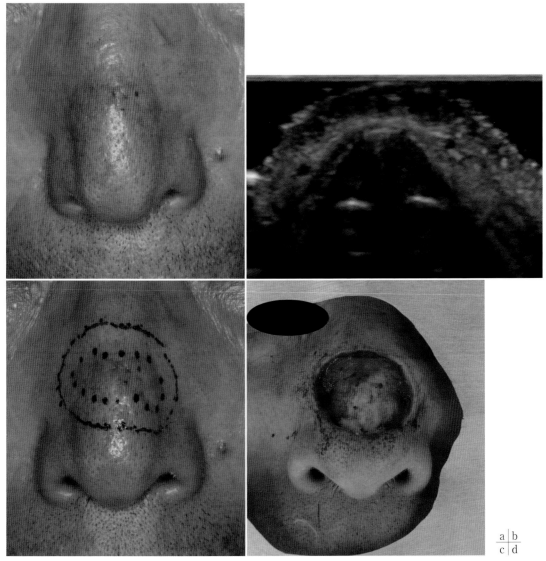

図 5. 鼻背部の無色素性基底細胞癌
a：臨床像. 境界不明瞭な紅色状の局面. ダーモスコピーでも境界の把握が困難だった.
b：超音波像. 腫瘍部位は低エコーを呈す. プローブはリニア型 13-5 MHz を使用
c：手術デザイン. 術前評価による腫瘍境界から 5〜10 mm 離して切除
d：手術所見. 筋層を含めて腫瘍を摘出. 人工真皮を貼付して二期的に再建

4. 日光角化症

日光角化症は有棘細胞癌の前癌病変とされ, 組織学的には表皮内癌に相当する. 2011 年にイミキモドが保険適用となり, 多くの症例で使用されている. そのため, 切除という選択肢を要さない場合も多いが, イミキモドの病変消失率は 55〜85% とされており[15], 外科的切除に勝るものではない. 特に角化の強い病変では薬剤の浸透性の問題か, 奏効しにくい印象があり, 単発例や角化の強い症例・外用療法無効例では外科的切除も選択肢となる. 一般的に皮膚腫瘍の切除というと皮膚全層の切除を想定しがちだが, 組織学的に日光角化症の病変は表皮内に限局していることから, 筆者はシェーブ切除を行うことも多い(図8). 極薄分層植皮片を採取するのと同様の手技で真皮レベルでの切除が可能で, 深部マージンも確保できる. また, 単純縫縮が困難な局面状病変にも対応可能である. さらに, 一部の日光角化症では炎症性の脂漏性角化症や扁平苔癬様角化症などとの鑑別を要することがあり, シェーブ切除によって組織学

表 3. NCCN における有棘細胞癌のリスク因子

＜部位と直径＞
● 体幹・四肢：2 cm 以上
● 頬・前額・頭皮・頸部・脛骨前部：1 cm 以上
＜臨床所見＞
● 境界不明瞭
● 放射線照射部位または慢性炎症部位
● 再発
● 急速な増大
● 免疫抑制
● 神経症状
＜組織所見＞
● 低分化
● adenoid（acantholytic），adenosquamous，desmoplastic，metaplastic
● 皮下脂肪織を越える浸潤
● 6 mm を超える腫瘍の厚み
● 神経・脈管浸潤
上記のうち 1 つでも該当すれば高リスク

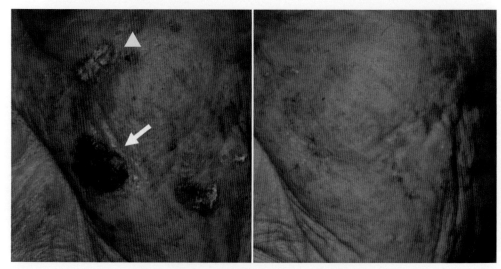

図 6. 高齢者の日光角化症に生じた有棘細胞癌　　　　　　　　　　　a｜b
　　a：臨床像．白矢印は浸潤性有棘細胞癌で marginal に切除，黄色矢頭は角化性
　　　　日光角化症で液体窒素凍結療法，赤点線矢印はシェーブ切除を施行．イミキ
　　　　モドによる外用療法を顔面全体に追加
　　b：治療後．コントロール良好

的診断と治療を兼ねることができる．側方マージンについては日光角化症が転移を生じない表皮内病変であること，切除以外の治療法も複数存在すること，周囲の健常皮膚にも組織学的に日光性弾性線維症（solar elastosis）が生じており，将来的に日光角化症の発症母地となり得ることから筆者は最小限のマージンで切除している．

5．乳房外パジェット病

　乳房外パジェット病は局所再発率の高い皮膚癌として知られており[16]，かつては最低 3～4 cm のマージンを取って切除されることが多かった．しかしながら，乳房外パジェット病が ① 多中心性の発生例がある，② 白斑病変を生じ得る，③ 外陰症例では生理的色素沈着が病変の認識を困難にする，④ 腫瘍からの滲出による皮膚炎や二次性の真菌感染などが境界を不明瞭にする，などが知られるようになり，それらを認識した診察や，皮膚炎や真菌感染に対する術前治療を行うことで切除範

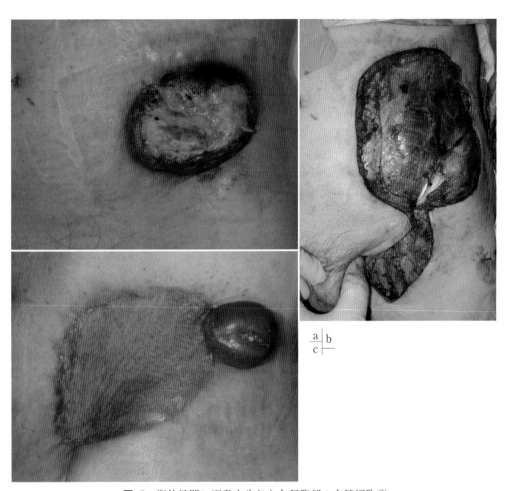

図 7. 術後早期に再発を生じた左側腹部の有棘細胞癌

　　a：臨床像．脂肪織への浸潤を伴う紅色結節．鼠径リンパ節腫大も認めた．

　　b：手術所見．ハイリスク症例のため，腫瘍は側方 1〜2 cm マージン，深部マージンは
　　　　筋膜を含めて切除，連続性に鼠径リンパ節郭清を施行．原発部は分層植皮で再建

　　c：再発（術後 3 か月）．植皮片端に紅色結節が出現

囲の縮小が可能になっている．特に皮膚炎や真菌感染の併発に対する術前治療を要する症例は少なからず経験され，不必要な拡大切除や取り残しを避けるためにも皮膚科医の果たす役割は大きい．本邦ガイドラインでは肉眼的境界が明瞭な病変については 1 cm マージンでの切除，不明瞭な病変に対しては肉眼的に想定される境界から 1 cm 程度のマージンでマッピング生検を考慮してもよいとされている．また，筆者は手術方針を最終決定する前に必ず剃毛処置を行って病変全体を明瞭に観察できるようにし，離れた病変の見落としがないように注意している（図 9）．蛇足ではあるが，これは有毛部に生じる悪性腫瘍全般にいえ，乳房外パジェット病以外に頭部血管肉腫でも剃毛によ

る全体像の確認は必須である．術前処置と的確な病変評価を行うことでマッピング生検を行わずとも完全切除可能な症例も多いが，筆者は腫瘍の有無の判断が困難な不完全脱色素斑や境界不明瞭な粘膜病変で生検を行うようにしている．いずれにしても的確に病変を評価するには，ある程度の経験を積む必要があるため，術前ないし術中生検を行うか否かの判断には個人差があるだろう．一律にマッピング生検を行う必要性はないと考えるが，境界に自信のない部位についてはマッピング生検をするか，マージンを 2〜3 cm 程度確保することが望ましい．

6．軟部肉腫

　皮膚科領域で経験する代表的な軟部肉腫は，中

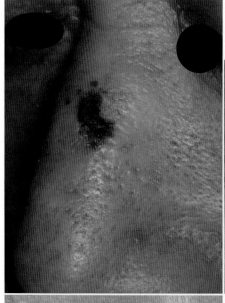
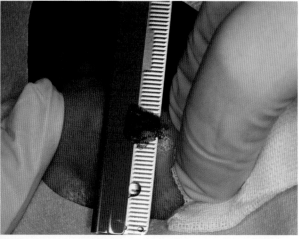
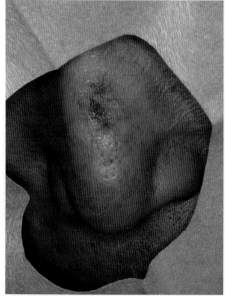

図 8.
日光角化症のシェーブ切除
  a：局所麻酔．エピネフリン入りキシロカインを使用．
    曲面の病変では麻酔薬の局注でできるだけ病変を平坦
    にすると手技が容易になる．
  b：手術所見．極薄分層植皮片を採取するように剃刀で
    水平に切除
  c：切除直後．真皮レベルで切除すると点状の微小出血
    を認める．アルギン酸塩被覆材を貼付し保護．翌日よ
    り洗顔も可能

間型腫瘍に分類される隆起性皮膚線維肉腫や悪性型に分類される未分化多形肉腫・血管肉腫が挙げられる．血管肉腫は TMN 分類においても他の肉腫と同様に扱われておらず，外科的切除よりもタキサン系抗癌剤による治療が主体であることも多いため本稿では割愛する．軟部肉腫の切除は広範切除が基本である（図 10）．広範切除とは，腫瘍反応層の外での切除を意味する．腫瘍反応層とは肉眼的に腫瘍が確認できる層（脂肪層や筋層など）のみならず，出血や変性・浮腫などを生じた層も含まれ，それらの層の外で切除することを広範切除と定義される．つまり，肉眼的に脂肪織内の腫瘍

であっても筋層に変性や浮腫などの所見があれば，筋膜をつけて切除をしても広範切除とはならない．軟部肉腫ではこの概念に準じて広範切除が行われるが，四肢・体幹浅層の異型脂肪腫様腫瘍（従来の高分化型脂肪肉腫）については，広範切除のほうが辺縁切除よりも局所制御率に優れるもの[17]，脱分化型再発や遠隔転移が稀なことから，機能温存をはかる目的で辺縁切除を行うことが提案されている．

高齢者の軟部肉腫に機能低下を生じる広範切除を行うことについては，辺縁切除に術後放射線照射を加えた治療と比較して是非が問われるが，現

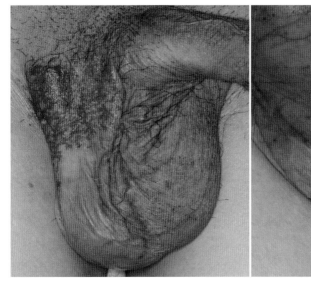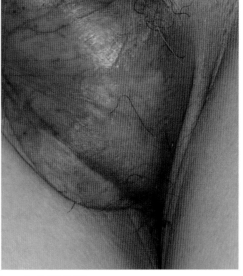

a | b

図 9. 外陰部パジェット病(男性例)

a：正面臨床像．右陰嚢から陰茎基部に病変を認める．剃毛処置を行うことで
　境界がより明瞭になる．

b：同症例の陰嚢裏面．脱色素斑が多中心性に存在．適切な術前処置と評価を
　怠ると見落とすことがある．

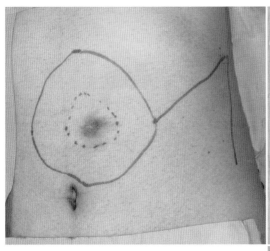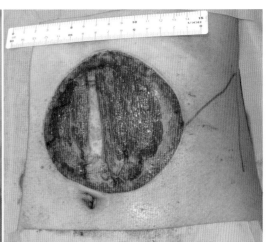

a | b
－－
　| c

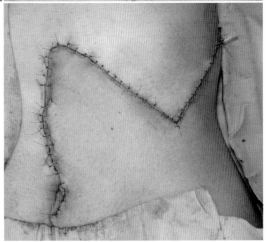

図 10.

隆起性皮膚線維肉腫

a：手術デザイン．術前画像評価にて腫瘍の浸潤は
　脂肪織まで．皮下硬結より側方マージン 3〜4 cm
　で切開線を設定

b：手術所見．深部マージンは筋膜をつけて腫瘍を
　摘出し，広範切除を施行

c：再建．若年女性の症例であり，腫瘍の境界も比
　較的明瞭だったため，審美面も配慮して菱形皮弁
　にて再建

状は後者を支持するエビデンスが乏しい理由からも，可能ならば広範切除を行うことが推奨される．小さな肉腫症例での無計画切除生検(unplanned excision；UE)についても注意が必要である．ガイドラインでは，① 大きさ2cm以下，② 皮下，③ 血管神経などの重要臓器と離れている，④ 術前にMRIなどの画像検査を行っている，という4つの条件を満たす場合のみUEが推奨されている．裏を返せば，2cmを超える軟部肉腫ではUEを行ってはならず，残存腫瘍は遠隔転移の予後不良因子であることを忘れてはならない．2018年には日本皮膚科学会からも共同提言としてUEに対する注意喚起がなされている．

おわりに

これまでに述べたように，腫瘍切除におけるマージンの取り方はガイドラインでの推奨マージンを基準として，腫瘍の種類・組織型・部位・年齢や患者の希望など様々な要因を考慮して決定される．患者は，医者にとってはたくさんの患者のうちの1人，"One of them"であるが，患者にとってはときとして医者は唯一自分を任せられる，"Only one"の存在となり得る．このことを常に忘れずに我々は最善の治療を提供すべきである．

文 献

1) 中村泰大，浅井 純，井垣 浩ほか：皮膚悪性腫瘍ガイドライン第3版 メラノーマ診療ガイドライン2019．日皮会誌，**129**：1759-1843，2019．
2) 安齋眞一，梅林芳弘，勝俣範之ほか：皮膚悪性腫瘍ガイドライン第3版 有棘細胞癌診療ガイドライン2020．日皮会誌，**130**：2501-2533，2020．
3) 日本皮膚科学会，日本皮膚悪性腫瘍学会：科学的根拠に基づく皮膚悪性腫瘍診療ガイドライン(第2版)，金原出版，2015．
4) 日本整形外科学会診療ガイドライン委員会/軟部腫瘍診療ガイドライン策定委員会：軟部腫瘍診療ガイドライン2020(改訂第3版)，南江堂，2020．
5) NCCN Clinical Practice Guidelines in Oncology (NCCN Guidelines®), 2020.(https://www.nccn.org/professionals/physician_gls/default.aspx)
6) 上出良一：粉瘤のへそ抜き療法．皮膚臨床，**30**：68，1988．
7) 伊藤嘉恭，渡辺泰弘，辺田哲郎ほか：用指的皮下脂肪腫摘出術．臨皮，**53**：184-186，1999．
8) Khayat D, Rixe O, Martin G, et al：Surgical margins in cutaneous melanoma(2 cm versus 5 cm for lesions measuring less than 2.1-mm thick). *Cancer*, **97**：1941-1946, 2003.
9) Gillgren P, Drzewiecki KT, Niin M, et al：2-cm versus 4-cm surgical excision margins for primary cutaneous melanoma thicker than 2 mm：a randomised, multicentre trial. *Lancet*, **378**：1635-1642, 2011.
10) 磯久太郎，若林祐輔，小森敏史ほか：広範囲の表皮内に腫瘍細胞を認めた踵部悪性黒色腫の1例．臨皮，**66**：895-898，2012．
11) 平野貴士，石田 済，谷内克成ほか：切除範囲の決定が困難であった無色素性黒色腫の1例．皮膚臨床，**44**：473-475，2002．
12) Grotz TE, Glorioso JM, Pockaj BA, et al：Preservation of the deep muscular fascia and locoregional control in melanoma. *Surgery*, **153**：535-541, 2013.
13) Kiely JR, Patel AJK：A retrospective study of 694 Basal Cell Carcinoma excisions to quantify deep margin documentation and clearance compared to histological type and surgical margin. *J Plast Reconstr Aesthet Surg*, **72**：1805-1812, 2019.
14) 石原和之：本邦における皮膚悪性腫瘍の疫学．*Skin Cancer*, **12**：18-25, 1997.
15) Krawtchenko N, Roewert-Huber J, Ulrich M, et al：A randomised study of topical 5% imiquimod vs. topical 5-fluorouracil vs. cryosurgery in immunocompetent patients with actinic keratoses：a comparison of clinical and histological outcomes including 1-year follow-up. *Br J Dermatol*, **157**：34-40, 2007.
16) Mohs FE, Blanchard L：Microscopically controlled surgery for extramammary Paget's disease. *Arch Dermatol*, **115**：706-708, 1979.
17) Rauh J, Klein A, Baur-Melnyk A, et al：The role of surgical margins in atypical lipomatous tumors of the extremities. *BMC Musculoskelet Disord*, **19**：152, 2018. doi：10.1186/s12891-018-2053-3.

MB Derma, 311：19-31, 2021.

◆特集／皮膚科処置 基本の「キ」

切開，縫合

尾松　淳*　　宮川卓也**

Key words：皮膚切開(skin incision)，皮膚縫合(skin suture)，埋没縫合(buried suture)，真皮縫合 (dermostitch)，縫合糸(suture thread)

Abstract　皮膚切開と縫合については，すべての手術の基本となるものである．加えて皮膚切開については，腫瘍の切除だけではなく膿瘍の排膿など，様々な場面で必要となる．そして，皮膚腫瘍切除後の再建として単純縫縮，植皮術(全層・分層)，皮弁(局所・遊離)の方法があるが，いずれにおいても最後は縫合を行うことで手術は終わる．特に皮膚科においては，術後の整容的な仕上がりが他科に比べて重要であり，患者一人一人に合った適切な皮膚切開，縫合を心がけていく必要がある．そのために手術の部位，種類によってどのメス(15番，11番)，持針器(マチュー型，ヘガール型)，針(丸針・角針)，縫合糸の種類 (非吸収・吸収，モノフィラメント・マルチフィラメント)がよいか選択する．そして，皮膚縫合においても単純結節縫合，連続縫合，マットレス縫合などを使い分け，埋没縫合については創部にかかる張力に応じた量で盛り上げて縫合できるようになるとよい．

はじめに

どんな手術も皮膚の切開に始まり，縫合により終了する．

切開，縫合は非常に基本的な手技ではあるが，患者の満足度に直結する傷の仕上がりは切開，縫合の方法に大きく左右されるため，患者皮膚の特徴，創部の状態などを加味しながら綺麗な切開，縫合を行えるように熟練していく必要がある．

本稿では皮膚切開と縫合の項目に分けて解説する．

皮膚切開

腫瘍の切除や膿瘍の排膿など，様々な場面で皮膚切開が必要となる．以下に皮膚切開に関する基本事項を記載する．

　*　Jun OMATSU, 〒113-8655 東京都文京区本郷7-3-1　東京大学医学部皮膚科学教室，助教
**　Takuya MIYAGAWA, 同，講師

1．切開に必要な器材
a）メ　ス

（1）種　類：先端が丸い円刃刀や鋭い尖刃刀があり，前者の代表が15番メスや10番メス，後者の代表が11番メスである(図1)．円刃刀は丸みを帯びた刃の腹の部位で切る構造になっており，切開の方向や深さなど手術操作の安定性に優れている．一方で尖刃刀は尖った先端で切るようになっており，細かい切開に向いている．メスには様々な種類があるが，小手術では通常，15番メスや11番メスを用いる．

（2）メスの持ち方：細かい操作に向いているのはペン軸把持法であり，母指，示指，中指の3本で把持を行う(図2-a)．小切開や小手術に最も向いているため，まずはこの持ち方を習得するとよい．その他，力を入れて切るのに向いているテーブルナイフ把持法(図2-b)や，開腹手術などの大きい傷に用いるバイオリン弓把持法など，様々なメスの持ち方がある．

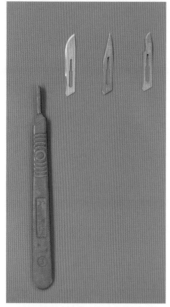

図 1. メスの種類（左の刃から順に
10 番，11 番，15 番）

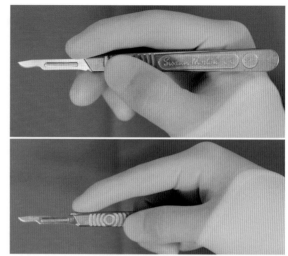

図 2. メスの持ち方
a：ペン軸把持法
b：テーブルナイフ把持法

$$\frac{a}{b}$$

2．切開前の準備

a）既往歴，常用薬，アレルギーの聴取

抗凝固薬を飲んでおり切開時に止血操作が必要になったり，ペースメーカーが挿入されており止血の際にバイポーラー電気メスを使用したほうがよかったり，キシロカインアレルギーがありプロカインを局所麻酔として使用したり，といった様々な状況が想定されるため，小切開であったとしても，既往歴や常用薬，アレルギーの聴取を行うことが大切である．

b）インフォームドコンセント

傷の大きさ，痛みの程度のほか，合併症が起こり得ることを説明する．合併症には，出血，感染，ケロイド，迷走神経反射，ショックを含む麻酔のアレルギー，神経損傷などが挙げられる．その他，可能性のある合併症は状況に応じてあらかじめ説明しておくようにする．

c）予定切開線の確認

膿瘍では直上の皮膚，腫瘍ではマージンをおいた腫瘍周囲の皮膚に切開線を置くが，切開線や予定縫合創がなるべく皮膚割線に沿うようにすると術後瘢痕が目立たない．顔面などの部位では神経や血管の走行にも気をつける．

3．皮膚切開の実際

予定切開線の周囲の皮膚を広めに消毒する．粘膜周囲では消毒液の種類や濃度に気をつける．消毒後，覆布をかけ，切開線をピオクタニンや皮膚ペンで描く．膿瘍直上や腫瘍周囲に浸潤麻酔を行う．手指など部位によっては浸潤麻酔より伝達麻酔を考慮する．

a）切開開始時

メスを持っていない手で皮膚に緊張をかけながら，メスを皮膚に当てる（図 3-a）．メスを持つ手の薬指や小指を患者の体に当てると手が安定し，メスの操作がしやすい．切り始めが浅くなりすぎないよう，円刃刀では手前にえぐる感覚で，尖刃刀では突き刺す感覚で，切開を開始する．助手がいる場合には，助手に皮膚の緊張をかけてもらうようにする．

b）切開途中

皮膚に緊張をかけたまま，一定の力で切開する（図 3-b）．円刃刀ではメスの腹を，尖刃刀ではメスの先端を意識して切開するとよい．

c）切開終始時

切開創の終始部ではメスを立てるようにする（図 3-c）．これを怠ると予定切開線より余分に切

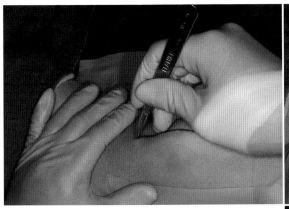

図 3.
切開の実際
　a：切開開始時
　b：切開途中
　c：切開終始時

りすぎてしまう恐れがある.

　病変が深部にある場合は一切り目で真皮まで，二切り目で脂肪がみえる深さまで切開するのが1つの目安だが，病変が浅い場合にはその限りではない. 電気メスが使用できる場合は，真皮以深の切開を電気メスで行ってもよい.

　最後に，皮膚切開に関わる保険点数を表1にまとめた. 切開をうまく行うことで，切開後の手術操作性は向上し，感染や創瘢痕などのリスクの軽減につながる. 基本手技ではあるが意識的に行うようにするとよい.

縫　合

　縫合の基本は，切断された創断面の同じ層同士を縫合し，解剖学的に正常な構造を再現することである. 縫合の良し悪しは傷跡のきれいさに直結する. 縫合は大きく皮膚縫合と埋没縫合（真皮縫合・皮下縫合）に分けられる. 縫合の基本的な流れは，埋没縫合で真皮・皮下組織をきれいに合わせた後，創縁のわずかなズレを皮膚縫合で修正す

表 1. 皮膚切開に関わる保険点数

手　技	詳　細	保険点数（点）
皮膚切開術 K001	病変の長径（以下， 「長径」と記載）＜10 cm	570
	10 cm≦長径＜20 cm	990
	20 cm≦長径	1,770
皮膚，皮下腫瘍摘出術 （露出部） K005	長径＜2 cm	1,660
	2 cm≦長径＜4 cm	3,670
	4 cm≦長径	4,360
皮膚，皮下腫瘍摘出術 （露出部以外） K006	長径＜3 cm	1,280
	3 cm≦長径＜6 cm	3,230
	6 cm≦長径＜12 cm	4,160
	12 cm≦長径	8,320
皮膚悪性腫瘍切除術 K007	単純切除	11,000

る. 皮膚縫合は縫合糸痕（suture mark）が残らないように1～2週間程度で抜糸するが，傷が成熟して安定するまでには3か月ほどかかるため，皮膚縫合を抜糸した後も，創が離開しないように創の緊張を保つようにするために，埋没縫合が重要である. また，組織を把持したり，針を刺したり，

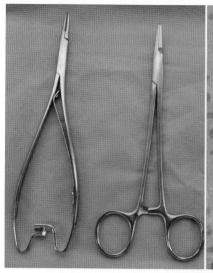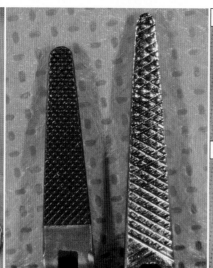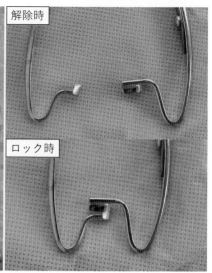

図 4. 持針器
a ：(左から)マチュー型持針器，ヘガール型持針器
b ：持針器先端(左から)ダイアモンドチップ加工あり，なし
c ：ラチェットによるロックと解除

a｜b｜c

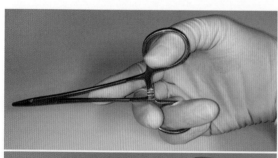
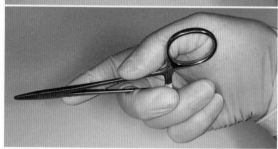

図 5. 持針器の持ち方
a ：Finger grip 法
b ：Palm grip 法

a／b

糸結びを行ったりといったことは，いずれも組織を痛めているということを意識して，できる限り愛護的に縫合することが大事である．

1. 縫合に必要な器材

a）持針器

針を持つための持針器は，マチュー型持針器，ヘガール型持針器に大別される(図4-a)．持針器の先端部には歯形のギザギザがついており，それにより針を把持できるようになっている．よりしっかりと針を把持できるように，先端にダイアモンドチップ加工がなされているものもある(図4-b)．

マチュー型持針器は，ペンチのような形状の持針器で，手掌部で把持するように使用する(＝palm grip 法)．比較的硬い組織や大きな針を用いる場合に適している．握り込むことでラチェット(爪かけ式ストッパー)がかかり，ロックされる(図4-c)．先端の形が直線ではなく，口腔内などを縫合しやすいように先端が曲がったペンホールド式の丹下式持針器というのもある．

ヘガール型持針器は，基本的にはハサミのように母指と環指(中指ではない)をリングに入れ，示指で持針器の支点を固定するように持って使用する(＝finger grip 法)が，palm grip 法のほうが手掌内で持針器を自由に回転させることができ，複雑な運針が可能である(図5)．マチュー型持針器よりも先端のギザギザが細かいため，小さな針を把持することが可能であり，かつ繊細な操作が可能であるため，皮膚科の小手術においてはヘガール型持針器を主に用いられることが多い．ヘガール型持針器で大きな針を掴むと，持針器が壊れる

ため注意を要する．ヘガール型持針器の一種に
ウェブスター型持針器がある．ヘガール型持針器
の持ち手はやや丸みを帯びているのに対して，
ウェブスター型持針器は扁平となっているため細
かい作業に適している．

b）鑷　子

縫合する際に皮膚を把持するために，スキン
フックもしくは鑷子（ピンセット）を用いる．利き
手と反対側の手で，ペンのように持つ．スキン
フックは先端がフック型になっており，皮膚への
傷害を最小限にすることができ，大変有用な器具
だが，縫合で使用するには慣れが必要である．鑷
子は，長さや形状によってアドソン鑷子，マッカ
ンドー鑷子などの種類がある．アドソン鑷子は，
持ち手部分に比べて先端が極端に細くなっている
形をしている鑷子である．この特徴的な形状のた
め，わずかな力でも確実に組織を把持することが
でき，細部の手術操作やピンポイントでの操作が
可能となる．マッカンドー鑷子はアドソン鑷子よ
りも全長が長いタイプである（図6-a）．

皮膚科ではアドソン鑷子を用いることが多い．
そして，それぞれ先端部に鉤爪がついているタイ
プ（＝有鉤鑷子）と，鉤爪がついておらず鋸歯状の
滑り止めだけのタイプ（＝無鉤鑷子）に大別される
（図6-b）．アドソン鑷子は組織を面ではなく点で
掴むので，有鉤のほうが無鉤よりも掴む面積が少
なく組織損傷がatraumaticになるという意見が
多いが，有鉤・無鉤どちらを使用するにしても，
できる限り愛護的に把持するように心がけること
が大事である[1]．粘膜においては，有鉤鑷子より
も無鉤鑷子で軽く把持するほうが愛護的である．

ほかに，フック鑷子という鑷子の両先端がフッ
ク型で，鑷子の中央部が無鉤鑷子のようになって
いるものがあり，ある程度の熟練が必要ではある
が，皮膚を把持する際はフック部分を使用し，針
を把持する場合は中央部を使用することで，皮膚
への傷害を最小限にしつつ針も把持しやすく，効
率的でオススメである．

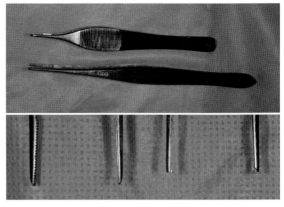

図6．鑷子の種類
a：（上から）アドソン鑷子，
マッカンドー鑷子
b：無鉤鑷子と有鉤鑷子

c）縫合糸と針

縫合糸は，体内で徐々に分解される吸収糸か非
吸収糸か，モノフィラメント（単糸）かマルチフィ
ラメント（より糸）か，に大きく分類される（表2）．
吸収糸のほうが非吸収糸よりも高価である．縫合
糸は，生体にとっては異物であるため，抜糸ので
きない埋没縫合の際には極力，吸収糸を用いたほ
うがよい．一方，皮膚縫合では抜糸が前提である
ため，安価な非吸収糸を用いる．しかし，口唇・
口腔部や外陰部の粘膜部においては，抜糸がしに
くく，かつ皮膚に比べて治りが早く，粘液でいつ
も潤っている部位であり，吸収糸が皮膚に比べて
脱落しやすいという特徴から，吸収糸が好んで用
いられる（硬いモノフィラメント吸収糸よりも柔
らかいマルチフィラメント吸収糸のほうが違和感
や痛みが少ない）．

モノフィラメント糸は組織通過時に組織損傷が
少なく，細菌繁殖巣になりにくいが，マルチフィ
ラメントよりも硬く，鉗子で摘むと潰れたり切れ
やすく，結紮塊が大きくなりやすい．一方で，マ
ルチフィラメントは一般的にモノフィラメントよ
りも柔らかく，結紮塊が大きくなりにくいが，組
織通過性が悪く，毛細血管現象により細菌伝播し
感染巣になりやすいとされている．

皮膚科においては，基本的にはモノフィラメン
トを用いるが，粘膜面ではマルチフィラメントを
選択することが多い．

表 2. モノフィラメント・マルチフィラメントの利点・欠点と代表的な商品名

	モノフィラメント	マルチフィラメント
利 点	・組織損傷が少ない ・毛細管現象が少なく細菌が伝播しづらい ・結び目の滑り下ろしが容易である	・しなやかで取り扱いが容易である ・結びやすい ・結び目が大きくならない
欠 点	・柔軟性に欠ける ・結び目が大きくなりやすい ・鉗子などで摘むと潰れやすい ・よじれやねじれに弱い	・モノフィラメントに比べ組織通損傷が大きい ・モノフィラメントに比べ細菌が伝播しやすい
非吸収糸の代表的な商品名	エチロン®，モノソフ®，ナイロン，ケムロン®，ベアロン®，サージプロⅡ®，プロリーン®，ネスピレン®，ベアレン®，ノバフィル®，バスキュフィル®，プロノバ，モノフレン，アスフレックス®	エチボンド®，サージダック®，サージロン®，タイクロン®，ナイロンブレイド®，ネオブレード®，ネスポーレン®，ベアブレード®，ベアレックス®
吸収糸の代表的な商品名	PDSⅡ®，PDSⅡプラス®，ポリニューロン®，マクソン®，モノディオックス®，モノスティンガー®	バイクリル®，バイクリル®プラス，バイクリル®ラピッド，サージソープ®，クレイヨン®，ブイソープ®，ポリソープ®，オペポリックス®

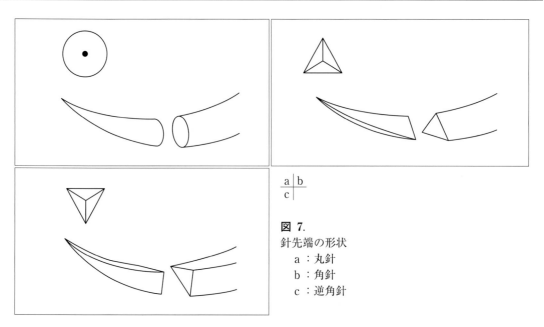

a | b
c |

図 7.
針先端の形状
　a：丸針
　b：角針
　c：逆角針

縫合糸のサイズ（太さ）は，米国の規格書である USP（米国薬局方）規格によって 12-0 から 10 号まで分類されている．12-0 から 10 号になるにつれて徐々に太くなっていく．12-0〜8-0 については，顕微鏡を用いたマイクロ手術などに使用される．皮膚科では 7-0〜3-0 のサイズを用いることが多い．

具体的には，顔では皮膚縫合として 5-0〜7-0，埋没縫合として 4-0〜6-0，体幹・四肢では皮膚縫合として 4-0〜5-0，埋没縫合として 3-0〜5-0 を用いることが多く，皮膚の厚さと縫合部の緊張度に応じて使い分けられる．

針は，彎曲する形に応じて 1/4 円周の弱弱彎，

3/8 円周の弱彎，1/2 円周の強彎，5/8 円周の強強彎の種類がある．また，針の先端の断面形状から大きく丸針と角針に分かれる（図 7）．

角針には，断面が正三角形のいわゆる角針と，刺し通しにくい組織に使いやすい逆三角形の逆三角形針などがあるが，皮膚科では，丸針や逆三角針を用いることが多く，粘膜部の縫合には粘膜の断裂を避けるために丸針を用いる．植皮術などを行う場合は角針を使用することが多い．皮膚科では針付き縫合糸を用いることがほとんどである．針付き縫合糸とは，縫合針の尾部にナイロン糸を接着したもので，針の刺入時の皮膚の損傷を最小限にすることができる利点がある．

2．縫合法の種類

皮膚表面を段差なく縫い寄せるための皮膚縫合と，真皮・皮下組織を縫い合わせる埋没縫合に分けられる．

皮膚縫合だけでは創離開をきたすことが多いため，基本的には埋没縫合で創縁同士ができる限りピッタリと合わさるように縫合し，皮膚縫合でわずかな段差を修正することが一般的である．しかし，顔面，体幹については3mm程度の小さな創面であれば皮膚縫合のみでも問題なく，頭部，眼瞼，掌蹠，感染創では後述するが，真皮縫合は行わないほうがよい．

糸をどのように結ぶかについては，手結び，器械結びの2種類あるが，皮膚科の縫合では器械結びが一般的で，手結びは結紮術などの際に主に使用する．皮膚の縫合においては器械結びが頻用されるため，手結びの詳細については省略する．また，縫合の実際のやり方については文字よりも映像でみたほうが理解しやすい．ネットで様々な先人たちが動画を公開しているため，検索してみるとよい．

a）皮膚縫合

(1)目　的：皮膚縫合の目的は，創縁の表皮同士の層をずれることなく密着させることである．表皮の層がずれていると，創傷治癒が遅延してしまう[2]．

(2)皮膚縫合の種類：表皮の厚さや硬さによって縫合法を変える必要があり，常に層を意識する必要がある．

皮膚縫合のバリエーションとしては，① 単純結節縫合法，② 連続縫合法，③ マットレス縫合法（垂直・水平），④ 半側埋没縫合法，⑤ 3点縫合法がある（図8）．

いずれの縫合法も目的は，創縁の上下のずれがないよううまく密着させるための工夫であり，部位と状態に応じて適切な縫合法を選択することが大切である．

(i)単純結節縫合法（図8-a）：1本ずつ縫合結紮する方法．1本ずつ結び具合を調整でき，部分的な抜糸が可能であるため，最もよく使用される．

(ii)連続縫合法：連続縫合法は縫合処置をスピーディーに行う手技として有効である．連続縫合は粗雑な縫合となりやすいため，真皮縫合で確実に創縁同士が密着している場合に用いられることが必要条件になることが多い．バリエーションはいろいろな縫合方法があるが，over and over 法と blanket 法が主に用いられる（図8-b）．

(iii)マットレス縫合法（垂直，水平）（図8-c）：テンションのかかる部位や皮膚の内反が強い部位で適している．垂直マットレス縫合と水平マットレス縫合がある．垂直マットレス縫合は，創面の密着性が高いため，平面でない創や厚さが異なる組織同士の縫合において有効である．欠点としては，密に行うと皮膚の血行障害を起こしやすく，縫合糸痕が目立ちやすい，縫合がやや面倒な点が挙げられる[3]．

水平マットレス縫合は創縁を寄せるのにかなり強い力が必要な場合や，掌蹠など皮膚が硬い部位の縫合に主に使用するが，創の表面の密着性は弱いため，追加の単純結節縫合が必要になることもある．

(iv)半側埋没縫合法：感染創や炎症部位など表皮の状態があまりよくなく，しかも緊張の強い部分を無理に寄せて縫合しないといけない場合などに使用する方法である．

(v)3点縫合法（図8-d）：3つの創縁を1点に寄せる必要のある場合に用いる．外傷の処理や局所皮弁などの手術でもよく使用される方法である．創縁の先端の血流を考慮に入れて縫合糸をかける必要があり，いくつかの手法があるが，一番基本的な手法としては，3つの創縁のうち1つまたは2つの創縁の先端は真皮にかけ，残りの創縁に寄せていくように縫合するとよい[1]．

b）皮膚縫合の実際

基本的には，針を皮膚に対して直角に刺入し，針の彎曲に沿って皮下組織を丸く包むように運針し，皮膚から直角に抜いて縫合すると創面が密接に合う．

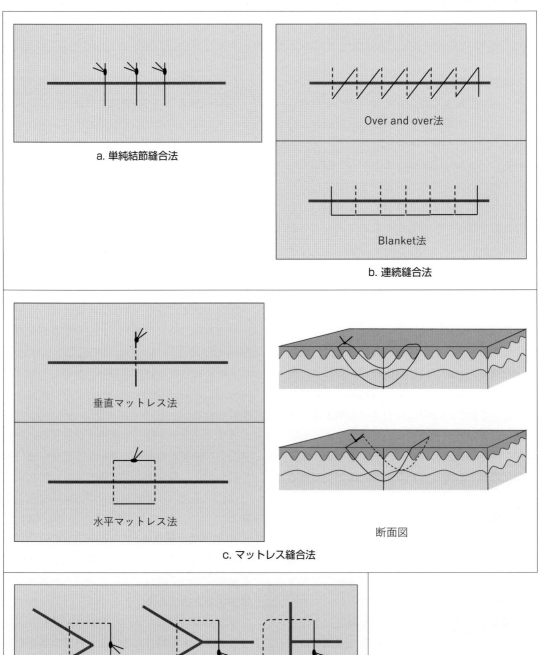

a. 単純結節縫合法

Over and over法

Blanket法

b. 連続縫合法

垂直マットレス法

水平マットレス法

c. マットレス縫合法

断面図

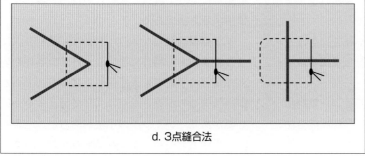

d. 3点縫合法

図 8.
皮膚縫合の種類

注意点として，① 皮膚が内反するとその部位は
治癒しない，② 術後に創縁は炎症により腫脹する
ため，その腫脹の程度も見越して緩めに結ぶ，③
埋没縫合と同じ位置で行うと浅層と深層で二重に
皮膚が阻血となるため，同じ位置で行わない，で

ある．

(1) 手 順（図 9）

1）針を創縁から約 5 mm 以内の位置に垂直に
刺し，針のカーブの方向に合わせて手首のスナッ
プを利かせて針を進め，縫合線に関し対称な位置

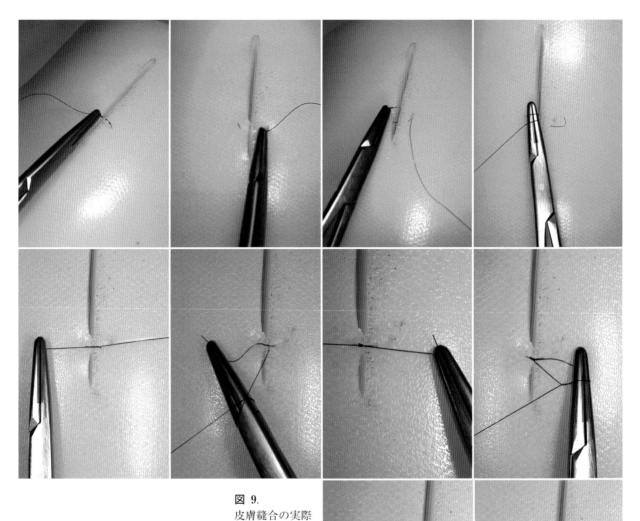

図 9.
皮膚縫合の実際

から出す. 創の離開が大きいときは, 創縁よりや
や遠めに針を入れ, 一度創内で針を掴み直し反対
側の創縁の同じ深さから針を入れて対称な位置か
ら出す.

　2) 糸をできるだけ短く残し, 2本の糸の間に
持針器を置き, 針がついたほうの糸を持針器に2
回巻きつけ, 持針器でもう1本の糸を掴む(=外科
結び).

　3) 針がついたほうの糸だけを, 縫合線と直角
の方向に両手を交叉させて引っ張り, 糸を締め,
結び目を縫合線の一側に置く. このとき強く締め
すぎると縫合糸痕が残るので, 締め具合は皮膚が
軽く合わさる程度にする.

　4) 再び持針器を2本の糸の間に置き, 針がつ
いたほうの糸を持針器に1回巻きつけ, 持針器で
もう1本の糸を掴む(=男結び).

　5) もう一度, 男結びを行う.

　6) 結んだ2本の糸を引っ張り, 隣の縫合の邪
魔にならない長さ(5 mm 程度)で切る.

　抜糸は, 創傷治癒が得られた時点で行う. 一般
に顔面では術後4〜5日, 四肢・体幹は7日ごろ,
頭部や手掌・足底は10日前後に行い, 縫合糸痕を
残さないようにする.

抜糸後はスキントーンテープで創縁の減張を約3か月継続するとよい.

c）埋没縫合（真皮縫合・皮下縫合）

埋没縫合（buried suture）の主な役目は，① 死腔の排除と，② 創縁の緊張を緩和することである．死腔は血腫，滲出液貯留，感染源，陥凹，炎症持続の原因となり，肥厚性瘢痕，瘢痕拘縮を引き起こす.

理想的な埋没縫合は，皮膚縫合を行わない状態でも表皮創縁が密着するように寄せることである．皮膚縫合は1〜2週後には抜糸されるが，傷が十分成熟するためには3か月程度必要であるため，抜糸された時点では瘢痕は十分成熟しておらず，真皮縫合が行われていない創では創痕が抜糸後，徐々に幅広くなる．創痕が広がらないために適切な埋没縫合を行うことが非常に重要である[4].

d）真皮縫合の実際

（1）コ　ツ

1）創縁のマーキング：皮切が長い場合は，あらかじめ創縁の対応する点にマーキングしておくと，縫合する際にズレを予防できるため有用である.

2）縫合の間隔は必要最小限の縫合数にとどめる．縫合数が多すぎたり，あまり浅すぎたりすると，術後に後述する縫合糸膿瘍や瘢痕の原因となることもあるので注意が必要である.

3）真皮縫合は創の緊張を少なくするために創を少し盛り上げて縫合することが多く，緊張の強い部位ほど盛り上げ方を強くするとよい．盛り上げる量は，一般的に顔面，頸部では2〜3 mm，体幹，四肢では5〜15 mm盛り上げて縫合するように意識すると比較的よい仕上がりになる．盛り上がりは術後6か月程度で平坦化するとされるため，患者には事前に説明しておくことが大事である．創縁から少し離れた部分の真皮を厚くすくうような"ハート形運針"を心がけるとよい（図10）.

（2）手　順（図11）

1）創の緊張をできるだけ少なくするために，創周囲の皮下を剝離した後に真皮縫合を行う．皮

下剝離の範囲は，創縁をスキンフックや有鉤鑷子などで寄せて無理なく創縁が寄る程度にする．過剰な皮下剝離は創縁の壊死の原因となり得る.

2）有鉤鑷子やスキンフックで皮膚を把持しながら，中指で皮膚の表面を軽く圧迫して皮膚を翻転する．針を脂肪織から皮膚に向かって垂直に刺し，針が真皮に入ったら（入ると軽い抵抗がある），針のカーブの方向に手首のスナップを利かせて進め，創縁の真皮の部分（表皮から2 mm程度の深さ）から出す.

3）次に，反対側の創縁においても同じ深さ（表皮から2 mm程度）の真皮に針を直角に刺し，再び針のカーブの方向に針を進め，反対側の創縁と同じ位置の脂肪組織から針を出す．針を創縁から遠く入れ，真皮の深い位置から出せば，創の盛り上がりはより強くなる．この際，刺入部と針出部が両創縁で同じ高さでないと皮膚が綺麗に一致せず傷跡が残りやすい.

4）外科結びを行う.

5）再び持針器を2本の糸の間に置き，針がついたほうの糸を持針器に1回巻きつけ，持針器でもう1本の糸を掴む．針がついたほうの糸だけを創の方向に1回目と逆の方向に引っ張る（＝男結び）.

6）糸を創の方向に，2回目とは逆の方向に引っ張るようにして男結びを行う.

7）結んだ2本の糸を引っ張り上げ，できるだけ短く切断する．糸を切れば，持ち上げられた結び目は皮下に戻る.

※1つ前の縫合との間隔（ピッチ）は1.5〜2 cm程度で十分である.

e）皮下縫合の実際

真皮縫合と同様に行う．脂肪組織同士を縫合することよりも，筋膜などより強固な組織同士を縫合することができるなら，そちらを行ったほうがよい.

f）埋没縫合の注意点

埋没縫合を施行してはならない部位がいくつかある．頭部では禿髪の原因となるため真皮縫合は

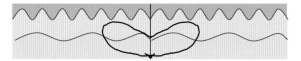

図 10. 真皮縫合の断面図

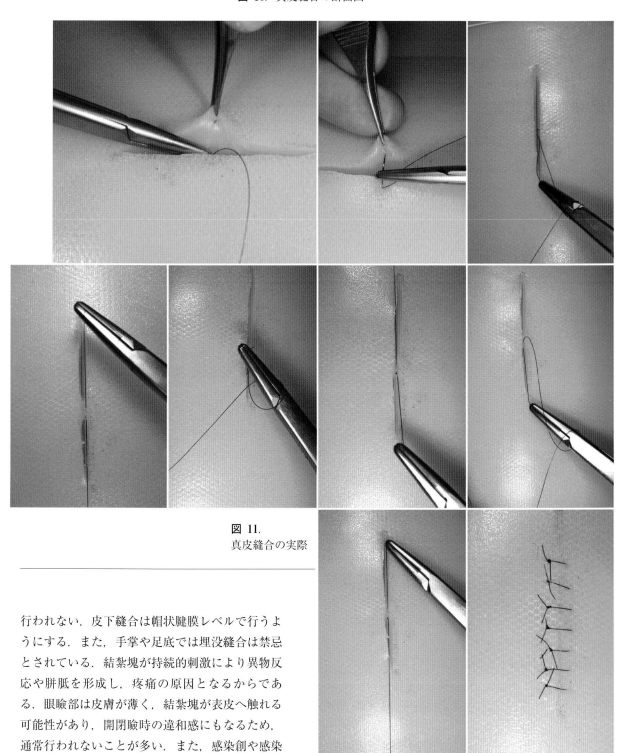

図 11.
真皮縫合の実際

行われない．皮下縫合は帽状腱膜レベルで行うようにする．また，手掌や足底では埋没縫合は禁忌とされている．結紮塊が持続的刺激により異物反応や膿腫を形成し，疼痛の原因となるからである．眼瞼部は皮膚が薄く，結紮塊が表皮へ触れる可能性があり，開閉瞼時の違和感にもなるため，通常行われないことが多い．また，感染創や感染の危険性が高い外傷創も同様に，真皮縫合は通常行われない．

3. 縫合における合併症

a) 縫合糸痕（suture mark）

きつく皮膚縫合を行うと，術後に起きる創部の浮腫により縫合糸が皮膚に食い込み，魚の骨のような線状の縫合糸痕が創表面に生じ，色素沈着，瘢痕形成の原因になり得る．そのため，皮膚縫合の際に創がずれない程度の強さを保ちつつも，術後の浮腫を加味して少し緩めに縫合するように意識するとよい．

b) ドッグイヤ（dog ear）

ドッグイヤとは，縫合創の片側端あるいは両端の皮膚がだぶついて盛り上がっているものをいう．紡錘形に切除する場合は，長軸の長さを短軸の長さの3〜4倍とするのが理想であり，この比が小さいとドッグイヤを形成する場合がある．縫合後にドッグイヤを生じた場合は，修正を行う．様々な修正方法が提案されているが，2〜4 mmのトレパンや眼科剪刀でドッグイヤ部を切除する方法などが簡便である．

被髪頭部のように，皮膚の緊張の強い部位ではドッグイヤは時間とともに自然に消滅し，目立たなくなるのでドッグイヤの修正は必要ない[5]．

c) 縫合糸肉芽腫・縫合糸膿瘍

細菌感染によるものと異物反応によるものがある．後者のほうが多い．

抜糸が基本方針だが，抜糸がどうしても難しい場合，細菌性であれば切開・排膿し抗生剤加療を行い，異物反応によるものであればステロイド（トリアムシノロンアセトニド）の局所注射が有用である．トリアムシノロンアセトニドには濃度が濃い「筋注用」と薄い「皮内用」があり，必ず皮内用を用いる．

d) 肥厚性瘢痕・ケロイド

肥厚性瘢痕・ケロイドは，体質，年齢，部位などが原因で生じることが多いが，創の状態，処置，縫合技術に負うところも大きい．できる限り創縁に緊張のかからないような縫合法を心がける必要がある．生じた場合は，ステロイドの外用・貼付（ドレニゾン®テープ，エクラー®プラスター），ト

リアムシノロンアセトニド局所注射のほか，切除し電子線照射を行うこともある．

4. その他の閉創方法

糸を用いた縫合法以外に，いくつかの閉創方法がある．

a) ステープラー

医療用のステープラーであり，広範囲の植皮の固定や，髪が邪魔となって糸による縫合がやりにくいような頭部での使用に便利である．ステープルを除去する際は専用の抜鉤器を用いる．

b) ステリーテープ

皮膚縫合の代わりにステリーテープという特殊なテープを貼る．小児の浅い外傷で，針の痛みを怖がっているときなどによい適応である．自然と脱落するまで貼付し続けてもらう．

c) 皮膚表面接着剤（ダーマボンド®）

水分との化学反応で硬化するシアノアクリレート系の2-オクチルシアノアクリレートを主成分とする合成皮膚表面接着剤である．埋没縫合で創縁同士が緊張なくきれいに接触している場合に皮膚縫合に代用できるが，縫合糸に比べ高価であることが難点である．いくつか種類があるが，いずれも主にペン型の使い切りタイプであり，創表面に薬液を塗布して使用する．塗布表面にフィルム層を形成するため，創部をカバーし，創閉鎖環境を保持することで創治癒を促し，細菌などの侵入を物理的に防ぐ作用もある．外科手術での縫合創や顔面形成術での二重比較臨床試験において5-0ナイロン縫合糸と同等との報告がある[6]．

使用方法は，まず創縁に沿って約1 cmの幅で創の全長にわたって，各々約30秒の間隔を空けて計3回，3層に接着液を薄く塗布する．塗布後，約2分30秒で重合が完了する．塗布後に創の保護目的でのガーゼなどの使用は不要であるが，浮腫の防止の目的では適時ガーゼなどを当てて圧迫を数日行う．塗布により形成されたポリマーは約5〜10日間で自然に脱落する．

5. 縫合に関わる保険点数

最後に縫合に関わる保険点数について概説す

表 3. 縫合に関わる保険点数

手　技		詳　細	保険点数（点）
創傷処理 K000	筋肉，臓器に 達するもの	長径＜5 cm	1,250
		5 cm≦長径＜10 cm	1,680
		10 cm≦長径	
		頭頸部のもの（20 cm≦長径に限る）	8,600
		その他のもの	2,400
	筋肉，臓器に 達しないもの	長径＜5 cm	470
		5 cm≦長径＜10 cm	850
		10 cm≦長径	1,320
小児創傷処理 K000-2	筋肉，臓器に 達するもの	長径＜2.5 cm	1,250
		2.5 cm≦長径＜5 cm	1,400
		5 cm≦長径＜10 cm	2,220
		10 cm≦長径	3,430
	筋肉，臓器に 達しないもの	長径＜2.5 cm	450
		2.5 cm≦長径＜5 cm	500
		5 cm≦長径＜10 cm	950
		10 cm≦長径	1,740

る．腫瘍摘出時に行う縫合は，腫瘍摘出術の保険点数に含まれる．

切・刺・割創又は挫創に対する縫合（ステープラーによる縫合を含む）については，「創傷処理（K000）」（6歳未満の小児は「小児創傷処理（K000-2）」）にて算定する（表3）．

創傷処理および小児創傷処理の算定に関する注意点について列挙する．

・筋肉，臓器に達するものとは，単に創傷の深さを指すものではなく，筋肉，臓器に何らかの処理を行った場合をいう．

・真皮縫合を伴う縫合閉鎖を行った場合は，露出部の創傷に限り460点を所定点数に加算する．

・「露出部」とは，頭部，頸部，肘・膝関節以下より末梢をいう．

・汚染された挫創に対してデブリードマンを行った場合は，当初の1回に限り100点を加算する．デブリードマンの加算は，汚染された挫創に対して行われるブラッシング又は汚染組織の切除等であって，通常麻酔下で行われる程度のものを行った場合に限り算定する．

・頭頸部のもの（長径20センチメートル以上のものに限る．）は，長径20センチメートル以上の重度軟部組織損傷に対し，全身麻酔下で実施した場合に限り算定できる．

文　献

1) 市田正成（著）：縫合術の基本．スキル外科手術アトラス，文光堂，pp. 22-35, 2006.
2) Ordman LJ, Gillman T : Studies in the healing of cutaneous wounds. I. The healing of incisions through the skin of pigs. *Arch Surg*, **93** : 857-882, 1966.
3) 吉本信也：創に応じた縫合材料・縫合法の選び方．感染症・合併症ゼロを目指す創閉鎖（炭山嘉伸ほか編），羊土社，pp. 75-95, 2010.
4) 田中克己：縫合法．形成外科の基本手技 I（鈴木茂彦ほか編），克誠堂出版，pp. 161-170, 2016.
5) 永江祥之介：縫縮・抜糸．皮膚外科学，改訂第2版（日本皮膚外科学会編），学研メディカル秀潤社，pp. 118-123, 2020.
6) Maw JL, Quinn JV, Wells GA, et al : A prospective comparison of octylcyanoacrylate tissue adhesive and suture for the closure of head and neck incisions. *J Otolaryngol*, **26** : 26-30, 1997.

MB Derma, 311：32-38, 2021.

凍結療法

菅 裕司*

Key words：凍結療法(cryotherapy)，凍結療法の仕方(a method for cryotherapy)，併用療法(combination therapy)，適用疾患(the diseases applied for treatment)，保険点数(insurance point)

Abstract 凍結療法は，凍結により細胞内外のイオン濃度差による壊死と細胞外の氷からの機械的な力による細胞障害を利用している．皮膚科ではウイルス性疣贅に汎用されている．その手技は本邦の総説によると，白く硬くなるのを目安に疣贅を凍結させ，凍結と融解を4〜5回繰り返すとある．副作用は，施術中および施術後数時間の疼痛，水疱化，色素沈着や色素脱失が挙げられる．禁忌としてクリオグロブリン血症がある．以上，凍結療法は術者の経験や考え方，対象疾患による調節，または患者側の年齢，希望，精神面への配慮，痛みのとらえ方による違いなど様々な要因が絡む奥深い治療方法である．我々皮膚科医はこれらを理解し，患者に最も有効な方法で還元する責務があると考える．

凍結療法の仕方について
─他の治療法との比較─

1．凍結療法の歴史

　凍結療法は19世紀中頃にドライアイスが初めて利用され，現在では，冷却材として液体窒素(−196℃)が最も広く使用されている．凍結方法に関しては，綿球やピンセットを用いる方法から専用の装置を用いる方法まで様々である．皮膚科診療においてはウイルス性疣贅に対して綿球を用いる場合が多い．そのほかにも，脈管腫，上皮系良性腫瘍，一部の皮膚悪性腫瘍に対する治療に用いられることがある．皮膚疾患だけでなく，現在では心房細動の手術や網膜剥離の凝固術に用いられることもあり，さらに腎癌，肝癌，前立腺癌に対して穿刺して凍結する手術も行われている．

2．凍結による細胞傷害の機序

　凍結により温度を徐々に下げていくと，まず，細胞外にて氷が発生し細胞外のイオンの濃度が上がり，浸透圧により細胞内の水が細胞膜を通して移動する．その結果，細胞内のイオン濃度が高くなり，細胞外の氷から機械的な力を受け，細胞は壊死する．さらに温度を下げていくと，細胞内にて氷が形成される．細胞内の氷は，機械的に原形質構造を破壊し，すべての細胞を壊死させる[1]．

3．適応疾患と保険点数

　令和2年度診療報酬点数：医科に記載されている適応疾患は脂漏性角化症，軟性線維腫，尋常性疣贅である．地域差はあるが，これら以外の皮膚病名でも慣習的に認められると考えられる．凍結療法については「いぼ等冷凍凝固法」(J処置)で算定する医療機関が多いが，「皮膚腫瘍冷凍凝固摘出術」(K手術)で算定する医療機関も存在する．この点は皮膚科治療の課題である．保険点数はJ056いぼ等冷凍凝固法によると，3か所以下であれば210点，4か所以上は270点と算定する．一

* Yuji KAN，〒060-8543 札幌市中央区南1条西16-291 札幌医科大学医学部皮膚科学講座,助教

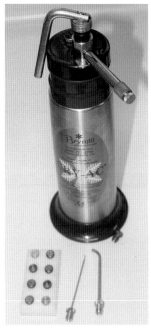

図 1. スプレー本体

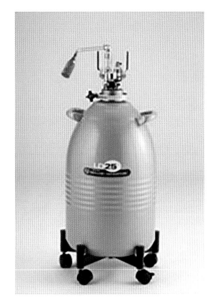

図 2. タンク

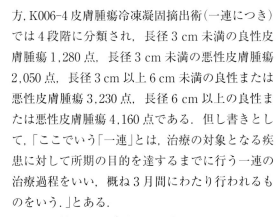

図 3. 先端ピースと針先端

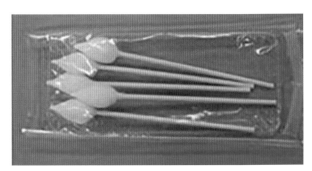

図 4. 凍結療法用綿棒

方, K006-4 皮膚腫瘍冷凍凝固摘出術（一連につき）では 4 段階に分類され, 長径 3 cm 未満の良性皮膚腫瘍 1,280 点, 長径 3 cm 未満の悪性皮膚腫瘍 2,050 点, 長径 3 cm 以上 6 cm 未満の良性または悪性皮膚腫瘍 3,230 点, 長径 6 cm 以上の良性または悪性皮膚腫瘍 4,160 点である. 但し書きとして, 「ここでいう「一連」とは, 治療の対象となる疾患に対して所期の目的を達するまでに行う一連の治療過程をいい, 概ね 3 月間にわたり行われるものをいう.」とある.

4. 地域によるデバイスの違い

西日本〜東京では綿棒による凍結療法が汎用さ れ, 東日本, 北海道ではスプレー型を用いた凍結療法が多い（図 1）. 当科では毎月 45 L の液体窒素を業者から購入している. 液体窒素の価格は約 500 円/L, 保存容器代は 50 L のサイズ（図 2）で約 24 万円, 500 mL 液体窒素凍結療法ガンスプレー＋形状の異なる先端ピースと針先端 2 本（図 3）で約 30 万円の初期費用がかかる. 当科では凍結療法施行患者数は 1 日 10 人前後なので, 1 L あたり 4〜5 人に用いている計算になる. 一方, 凍結療法用綿棒は市販されているものもある（15.5 cm, 綿球径 17 mm, 5 本入, 4,000〜5,000 円）（図 4）. 両者の比較について私見を表 1 にまとめた.

表 1. 凍結療法の方法比較

綿棒法		スプレー法	
メリット	デメリット	メリット	デメリット
● 初期費用が安価	● 綿球の作り具合で効果が変わる ● 複数の病変では手間がかかる ● 綿棒，カップの消耗品が必要	● 素早く多くの病変を治療できる ● 口径によって強さの調節が容易	● 初期費用が高額 ● 小児が怖がる ● 修理費など維持費

表 2. 液体窒素凍結療法の対象疾患

適用疾患 （保険適用）	適用外疾患だが術者によっては 用いられる疾患
● 尋常性疣贅 ● 扁平疣贅 ● 脂漏性角化症 ● 軟性線維腫 ● 化膿性肉芽腫 ● 尖圭コンジローマ	● 汗管腫 ● 脂腺増殖症 ● 粘液嚢腫 ● 稗粒腫 ● 黄色腫 ● 日光角化症 ● 表在型基底細胞癌

液体窒素凍結療法の対象疾患（表 2）

1. ウイルス性疣贅に対する液体窒素凍結療法の仕方

　尋常性疣贅診療ガイドライン 2019[2]では，疣贅に十分な強さによる液体窒素凍結療法を行うことを推奨し，凍結の強度は部位や病型により調節する，とされている．凍結療法は保険適用があり，現在，疣贅治療の第一選択として最も頻用されている[3]．しかし，2006 年時点のシステマティックレビューに記載されているランダム化試験[4]においては，疣贅に対する液体窒素凍結療法の有効率は 0～69% と大きな差異があった．これには，凍結強度や治療間隔など，諸家により手技が一定しないという問題があり，様々なプロトコールによる試験が評価に含まれ，極端に低い有効率の存在も影響したと考えられている．凍結強度については比較試験があり，十分な凍結療法群で，より高い消失率が得られている．例を挙げると 'aggressive' vs 'gentle' の比較による疣贅消失率は，手指で 69% vs 0%，足底で 20% vs 0% であった[5]．治療間隔については，2 週ごと，3 週ごとでは消失率に有意差はないとする報告[6]があるが，おおむね 3 週以内が推奨されている[7]．2010 年の Bruggink ら[8]による凍結療法 vs 高濃度サリチル酸 vs 無治療の 3 群で比較したランダム化試験（n＝250）で

は，周囲に 2 mm の凍結 halo ができるのを目安に 3 回凍結を繰り返す施術を 2 週ごとに，疣贅が消失するまで行う high intensity regimen で施術としたところ，13 週の評価で，消失率は 30% vs 24% vs 16% で，凍結療法群が高濃度サリチル酸群，無治療群を上回った．2012 年にこれまでの比較試験が整理され，新たにレビュー[9]が作成された．凍結の加減は必要であるものの，強めの凍結を施行することで最も有効性の高いとされていた高濃度サリチル酸と同程度にまで凍結療法の有効性が見直された．一方，2014 年に作成された英国のガイドライン[3]には，手技について，周囲に凍結された halo ができる状態を 5～30 秒維持し，2～3 週ごとに施術するとしている．本邦の総説[10]でも，白く硬くなるのを目安に疣贅を凍結させ，凍結と融解を 4～5 回繰り返すとある．本邦では週 1 回まで保険適用があるため，1～2 週間隔の施行も多くみられる．治療の回数制限には言及していない．注意すべき点として，部位や病型による有効性の差がある．凍結療法は四肢の疣贅，足底の孤立性疣贅に有効で，足底のモザイク疣贅では効果が少なく，むしろ周囲にリング状に拡大することがある[10]．ミルメシアは好適用で再発もないとされている[10]．顔面の扁平疣贅では色素沈着を残しやすいため，通常行わないとの意見が複数あり[10][11]，症例により凍結の方法を調節したり接触免疫療法を考慮したりするなどの工夫が必要である．副作用としては，施術中および施術後数時間の疼痛，水疱化，色素沈着や色素脱失が挙げられる[10]．露出部に施行する場合には，色素沈着や色素脱失に注意し，遮光を推奨したり衣類や化粧でカムフラージュしたりする必要がある．幸い凍結療法はレーザー治療と異なり，施行直後から化粧などは可能である．ひりつくなどの不快症状がある部位には，ワセリンなどの外用剤で保護を行う

こともある．禁忌としてクリオグロブリン血症の記載がある[12]．

a）ウイルス性疣贅に対する凍結療法の併用療法

併用療法によるエビデンスはないが，併用により相乗効果を期待できる場合がある．

(1) ヨクイニンエキス内服療法：自己免疫力を高める目的で凍結療法と併用されることがある．本邦とアジア圏で好んで用いられ，保険適用があり，安全性が高いので，現治療が効果不十分であれば試したい治療法である．

(2) サリチル酸・ビタミンD_3軟膏外用療法：サリチル酸ワセリン（5〜10％）やビタミンD_3軟膏を外用し密封，またはスピール膏（50％のサリチル酸をペースト状に固めた製剤）を貼付し，角質を浸軟させる．浸軟化した部分を削ることで物理的に疣贅を縮小できることと，角層が薄くなるため，凍結療法の効果が上がり，治癒までの期間を短縮できる可能性がある．

サリチル酸は安価で，プラセボと比較して軽微ではあるが，確実な効果が認められている．あらゆる部位の疣贅に効果があり，有害作用はほとんどないが，効果発現までに毎日使用しても数週間かかる場合がある．ただし，国内で処方できるサリチル酸（5〜10％）は海外のもの（30〜50％）に比し濃度が低いことに注意が必要である．

(3) モノクロロ酢酸・トリクロロ酢酸，フェノール外用療法：タンパクを凝固し，強い腐食作用を利用する．角質が厚い場合は，削って薄くした後に塗布し，凍結療法を追加することで治療効果が高まる可能性がある．保険適用はない．

(4) エトレチナート内服療法（保険適用外）：手足や，その爪甲下に難治性疣贅が多発する場合に試行的に用いられる．凍結療法に反応しない場合にも著効することがあり，体重50 kg程度なら1日20 mgの内服を開始し，2週間後あたりから効果が出始め2〜3か月で終了する．その時点で残存していても効果は4〜5か月まで続くため，凍結療法と併用し完治が期待できる．免疫抑制患者には，平坦化はするが完全消失までには至らないことが

多い．十分なインフォームドコンセントが必要である．

(5) 電気凝固・焼灼療法：局所麻酔下に疣贅より一回り広めに凝固・焼灼する．施術後は皮膚潰瘍となり上皮化までに2〜3週間を要する．凍結療法に比し，短期間で治療を終了できる．

(6) 炭酸ガスレーザー蒸散療法：特に顔面では創傷治癒が良好で瘢痕形成しにくいこと，凍結療法に比べて，より炎症後色素沈着が小さく済む可能性がある．

(7) レーザー治療（自費治療）：貼付用局所麻酔剤などで麻酔後に，ロングパルスYAGレーザーや血管腫レーザーを月1回程度繰り返す．

(8) いぼ剝ぎ法：いぼ治療の経過で患部が乾固化してきた際に局所麻酔後，剪刀を用いて行う．辺縁の残存に注意する．凍結療法に比し，短期間で治療を終了できる．

(9) 凍結療法と併用され得る他の治療法：5-フルオロウラシル，ジニトロクロロベンゼン，ブレオマイシン病変内投与，インターフェロン病変内投与，および光線力学療法などである．これらの治療法は皮膚科専門医であっても利用頻度は低く，有効性に関するエビデンスが非常に少ない．

2．扁平疣贅（青年性扁平疣贅）に対する凍結療法の仕方

凍結の方法は尋常性と相違はないが，違いとして自家播種が多いこと，自然消退率が高いこと，ヨクイニンが有効な症例が多いことが挙げられる．

3．脂漏性角化症に対する凍結療法の仕方

大きく隆起したものは凍結療法のよい適応だが，より小型で隆起が少ないものは炎症後色素沈着が目立ちやすいため，慎重に凍結する．炭酸ガスレーザーは局所麻酔が必要だが，1回で除去したいときや，小さめな0.5〜1.5 cm大までのサイズに適している．

4．アクロコルドン・軟性線維腫・懸垂性線維腫に対する凍結療法の仕方

小さくて飛び出したタイプ（4〜5個）には，剪刀による切除や凍結療法が選択される．凍結の方法

は疣贅と同様. 小さいのが多発したタイプには色素沈着などの副作用のデメリットが出やすくなる.

5. 毛細血管拡張性肉芽腫（化膿性肉芽腫）に対する凍結療法の仕方

PEG 周囲, 陥入爪周囲など外傷などが誘因となって生じた, 毛細血管の増殖と血管腔の拡張を伴う一種の血管腫で, 数 mm〜2 cm の半球状に隆起した有茎性で鮮紅色〜暗赤色の軟らかい腫瘍. 凍結療法後は一過性に出血が増えるため事前の説明が必要.

ステロイド外用を併用することで病変の血管収縮作用に伴う一時的阻血を利用し, 病変の増大が抑制される. これに強めの凍結療法を加えることで, 中心部の動静脈吻合部の血流を途絶えさせる. 頸部がはっきりしている場合には, 絹糸での基部結紮による阻血が有効. 週に1回ごとに来院し, 少しずつ, より強く締め付けていって壊死させ, 乾固化させて脱落させる.

炭酸ガスレーザーによる治療では, 腫瘍の基部に多めにエピネフリン入り局所麻酔薬を注入して隆起させ, 腫瘍に血管収縮効果がみられた後に, 綿棒やガーゼで圧迫して出血をコントロールしながら蒸散させていく. 大きいものは電気メスでの処理のほうが効果的である.

毛細血管拡張性肉芽腫 30 例に炭酸ガスレーザーで治療した報告からは, 電気凝固術, 腫瘍切除術, 凍結療法に比し簡便で, 術後の疼痛, 出血もほとんどなく, 術後 2〜20 か月後も再発はなかったとするものもある.

6. 尖圭コンジローマに対する凍結療法の仕方

外陰部乳頭状あるいは鶏冠状の外観を呈する性感染症の一種. 治療は凍結療法, 局所麻酔後に電気焼灼や外科的切除, ベセルナクリーム外用など. 10 mm 以下の結節であれば, 凍結の方法は疣贅と相違はない. 10 mm 以上の結節には局所麻酔後に電気焼灼や外科的切除後が望ましい印象である.

7. 汗管腫に対する凍結療法の仕方

エクリン汗腺の真皮内汗管が限局性に増殖した

もので, 1〜3 mm 大の常色丘疹が特に目の周りに多発し, 融合して地図状になることもある. 自然に消退することはない. 凍結療法により縮小することはあるが, 消失は困難のため, 局所麻酔後, 炭酸ガスレーザーでくりぬくように患部を蒸散させることが多い.

凍結療法による過去の報告では, 41 歳女性の外陰部に多発した汗管腫に凍結療法を施行したが無効であった症例[13]と, 24 歳男性の陰茎と下腹部に生じた汗管腫に凍結療法を施行したところ, 丘疹は平坦化, 褪色したとの報告もある[14].

8. 脂腺増殖症に対する凍結療法の仕方

3〜8 mm の黄白色の成熟した脂腺が増殖してわずかに皮膚面から隆起してくるもので, 顔面（前額, 頬, 鼻）によくみられる. 中央に臍窩を認め, 複数個有することもある. 真皮内病変で比較的深くまで黄色の組織が認められ, 結果的には結構深い病変であることが多い. 炭酸ガスレーザーが用いられることもあるが, 取り残しに注意し, 施行後は数か月かけて赤みが消退する. 凍結療法の施行例は, 62 歳男性の両側頬に小豆大で一部に中央臍窩のある黄色の小丘疹が多数散在しており, 液体窒素療法を施行したところ, 2 か月間に7回の治療で皮疹は軽快した, とするものがある[15].

9. 指趾粘液嚢腫に対する凍結療法の仕方

手指や足趾の後爪郭部と関節近傍に発症するムチンを含んだ偽嚢腫性病変で, 水疱やいぼ状の外観を呈することがある. 穿刺・切開後, 患部を瘢痕化させるため凍結療法を行い, 患部を圧迫することがある.

10. 稗粒腫に対する凍結療法の仕方

直径 1〜2 mm の表皮直下にできる白色の小丘疹で, 刺激や炎症によって皮膚付属器や表皮角化細胞が破壊された角化性嚢腫. 針で穿刺して内容物を押し出すことが多い. 凍結療法の報告としては, 1 歳代の顔の集簇性稗粒腫 2 名に施行したものがあり, いずれも 3 回ほどの施行で略治したという[16].

11. 眼瞼黄色腫に対する凍結療法の仕方

眼瞼黄色腫に対しては，プロブコール 500 mg/分 2/日内服と凍結療法の併用効果 12 例が報告されている．綿棒による液体窒素圧抵を 3 週間ごとにびらん，瘢痕が残らない程度に施行したところ，10 例が治療開始後 3 か月で著明改善（黄色腫病変の長径または短径のサイズが 50% 以上縮小したか，元の黄色腫病変が消失に近い状態になった）に至り，残り 2 例は 6 か月で著明改善に至ったとする報告や，炭酸ガスレーザーが有効だった眼瞼黄色腫 12 例の治療も報告されており，プロブコール内服療法，液体窒素冷凍凝固術に比し，治療期間が短く，腫瘍切除術に比して簡便で術後の腫脹も少なく，病変部の大きさや形に制限されないとのこと．

12. 日光角化症に対する凍結療法の仕方

本邦では皮膚悪性腫瘍に凍結療法の適応はないが，海外のガイドラインでは症例によっては推奨されている．液体窒素を用いた凍結療法は簡便であり，日光角化症の個数によらず選択できる．凍結療法の有効性については，photodynamic therapy（PDT）などとの比較試験によると，完全消失率（12～24 週後）は 70% 前後と報告されている．凍結時間や凍結時の患部の温度が根治率に影響を与えることが報告されている．凍結時間が 5 秒以下での完全消失率（径 5 mm 以上の病変，1 mm マージン，3 か月後に評価）は 39% であったのに対し，20 秒以上では 83% だったと報告されている[17]．また，凍結療法時の患部の温度を −5℃ 以下にした場合（36 名の 180 の薄い病変，治療 6 週後の評価）の完全消失率は 100% と報告されている[18]．施術時の痛みが問題であり，治癒後に瘢痕や色素脱失が残ることがある．治療後も再発の有無について定期的な診察が必要である．

イミキモド 5% は手術や凍結療法を行いにくい多発性病変などに適応となる．週 3 回，16 週間外用で完全消失率は 45～57%（n＝100 以上の症例集積研究 3 件）と報告されている．5-フルオロウラシル軟膏は 0.5% か 5% 濃度で 1 日 2 回，4 週外用での完全消失率は 43～96% と報告されている．

13. 基底細胞癌に対する凍結療法の仕方

結節型や表在型には適応症例を厳選すれば，治療法として考慮してもよいとされる．凍結療法は簡便，安価で皮膚科施設ではどこでも行えるという利点がある一方，悪性腫瘍の再発率は高いと考えられている．

基底細胞癌に対する凍結療法と放射線療法を比較したランダム化試験では，1 年後再発率が凍結療法群 39%，放射線療法群 4% と報告されている[19]．厚い病変では再発率が上がるため，一旦病変を搔爬して薄くした後，凍結療法する方法が試みられている．

以上，凍結療法は術者の経験や考え方，対象疾患による調節，または患者側の年齢，希望，精神面への配慮，痛みのとらえ方による違いなど様々な要因が絡む奥深い治療方法である．我々皮膚科医はこれらを理解し，患者に最も有効な方法で還元する責務があると考える．

文　献

1) Gage AA, Baust J：Mechanisms of tissue injury in cryosurgery. *Cryobiology*, **37**：171-186, 1998.
2) 渡辺大輔，五十嵐敦之，江川清文ほか：尋常性疣贅診療ガイドライン 2019．日皮会誌，**129**：1265-1292, 2019.
3) Sterling JC, Gibbs S, Hussain SSH, et al：British association of dermatologists' guidelines for the management of cutaneous warts 2014. *Br J Dermatol*, **171**：696-712, 2014.
4) Gibbs S, Harvey I：Topical treatments for cutaneous warts（Review）. *Cochrane Database Syst Rev*, CD001781, 2006.
5) Sonnex TS, Camp RDR：The treatment of recalcitrant viral warts with high dose cryosurgery under local anesthesia. *Br J Dermatol*, **119**（Suppl 33）：38-39, 1988.
6) Larsen PO, Laurberg G：Cryotherapy of viral warts. *J Dermatol Treatment*, **7**：29-31, 1996.
7) Bunney MH, Nolan MW, Williams DA：An

assessment of methods of treating viral warts by comparative treatment trials based on a standard design. *Br J Dermatol*, **94**：667-679, 1976.

8) Bruggink SC, Gussekloo J, Berger MY, et al：Cryotherapy with liquid nitrogen versus topical salicylic acid application for cutaneous warts in primary care：randomized controlled trial. *CMAJ*, **182**：1624-1630, 2010.

9) Kwok CS, Gibbs S, Bennett C, et al：Topical treatments for cutaneous warts(Review). *Cochrane Database Syst Rev*, CD001781, 2012.

10) 江川清文：ウイルス性疣贅. 皮膚臨床, **45**：1467-1473, 2003.

11) 川島　眞：ウイルス性疣贅における治療実態調査. 臨床医薬, **28**：1101-1110, 2012.

12) Miller AM, Brodell RT：Human papillomavirus infection：treatment options for warts. *Am Fam Physician*, **53**：135-143, 148-150, 1996.

13) 向久保寿恵, 石黒直子, 川島　眞：外陰部に多発

した汗管腫の1例. 皮膚臨床, **49**(9)：1114-1115, 2007.

14) 播摩奈津子, 出光俊郎, 井上多恵ほか：陰茎と下腹部に生じた汗管腫の1例. 皮膚臨床, **45**(3)：392-393, 2003.

15) 三木聡子, 松本真理子, 斉藤隆三：老人性脂腺増殖症. 皮膚病診療, **25**(10)：1119-1122, 2003.

16) 木村俊次：紅色局面上に集簇性に生じた稗粒腫の2例. 臨皮, **41**(3)：255-258, 1987.

17) Goldberg LH, Kaplan B, Vergilis-Kalner I, et al：Liquid nitrogen：temperature control in the treatment of actinic keratosis. *Dermatol Surg*, **36**：1956-1961, 2010.

18) Thai KE, Fergin P, Freeman M, et al：A prospective study of the use of cryosurgery for the treatment of actinic keratoses. *Int J Dermatol*, **43**：687-692, 2004.

19) Bath FJ, Perkins W, Bong J, et al：Interventions for basal cell carcinoma of the skin, *Cochrane Database Syst Rev*, CD003412, 2007.

MB Derma, 311：39-48，2021．

◆特集／皮膚科処置 基本の「キ」

軟膏処置

端本宇志* 　奥野 　聡**

Key words：軟膏療法（topical therapy），ステロイド外用薬（topical corticosteroids），スキンケア（skin care），保湿剤（skin moisturizer），湿疹（eczema）

Abstract 　軟膏処置（外用療法）は皮膚科の治療の大事な柱であり，上手な軟膏処置は早期に患部を治癒させる．外用薬は薬効を示す主薬と，主薬を溶解する基剤，添加物からなる．基剤の性状を分類したものを剤形といい，軟膏剤やクリーム剤，ローション，スプレー剤，フォーム剤，ゲル剤などがある．湿疹病変にはステロイド外用薬が主に用いられるが，病変部の状況に応じて適切な薬剤を適切な剤形で，適切な期間，適切な量を塗布しなければ効果は激減する．本稿では主に湿疹病変を対象に軟膏処置を上手にできるよう，理論と実践に分けて解説する．

はじめに

　湿疹病変は，接触皮膚炎にみられるような紅斑や湿疹丘疹が主体の急性病変から，苔癬化や肥厚，乾燥も伴う慢性病変まで，幅広く多彩な臨床像を持つ．いずれの臨床像を呈しても治療の第一選択は軟膏療法であり，上手な軟膏処置は早期に患部を治癒させる．本稿では主に湿疹病変を対象に軟膏処置を上手にできるよう，理論と実践に分けて解説する．

外用薬とは：基剤と剤形

　外用薬は主薬と基剤，添加剤で構成されている．主薬とは副腎皮質ステロイド剤や抗菌薬など実際に薬効を発揮する薬物であり，基剤とは主薬を溶解し，主薬が効率よく皮膚に浸透するようにする役割を持つ．

　基剤を形状や性質で分類したものを剤形と呼び，基剤・剤形を分類すると表1のようになる[1)2)]．基剤は主薬を混ずるだけでなく，それ自体で治療

* 　Takashi HASHIMOTO, 〒359-8513 所沢市並木3-2 　防衛医科大学校皮膚科学講座，講師

** 　Satoshi OKUNO, 同

表 1．軟膏の基剤と剤形（文献1より引用改変）

1．油 脂	a) 動植物性 動物性：ミツロウ，ラノリン，豚脂など 植物性：ツバキ油，オリブ油 b) 鉱物性 ワセリン，流動パラフィン，プロペト®
2．軟膏剤	a) 油脂性 亜鉛華軟膏，亜鉛華単軟膏，プラスチベース，アズノール®軟膏，親水ワセリン b) 水溶性 マクロゴール軟膏
3．クリーム剤	a) 油中水（W/O）型 吸水クリーム b) 水中油（O/W）型 親水クリーム
4．ローション剤	乳剤性 溶液性 懸濁性
5．スプレー剤 （フォーム剤）	a) 外用エアゾール剤 b) ポンプスプレー剤
6．ゲル剤	

薬としても用いられる．剤形により使用感が異なることから，その使い分けは非常に重要である．

1．油 脂

動植物性と鉱物性に分類される．

表 2. 亜鉛華軟膏と亜鉛華単軟膏の組成（文献 1 より引用改変）

亜鉛華軟膏		亜鉛華単軟膏	
酸化亜鉛	200 g	酸化亜鉛	100 ないし 200 g
流動パラフィン	30 g	単軟膏	適量
白色軟膏	適量		
合計	1,000 g	合計	1,000 g
白色軟膏		単軟膏	
サラシミツロウ	50 g	ミツロウ	330 g
セスキオレイン酸ソルビタン	20 g	植物油	適量
白色ワセリン	適量		
合計	1,000 g	合計	1,000 g

a) 動植物性油脂

植物性油脂にはオリブ油やツバキ油がある. 動物性では蜂蜜由来のミツロウ, 羊毛由来のラノリン, 豚脂などがある. ただし, これらが単独で使われることはあまりない.

b) 鉱物性油脂

パラフィン類（C_nH_{2n+2}）混合物である白色ワセリンや, 流動パラフィンなどがある. ワセリンの純度を高めて精製したものに「プロペト®」があり, ワセリンより軟らかい. 刺激も少なく, 単純な保護などに重宝するが, 夏季にはべたつく. 精製過程で抗酸化物質が除去されるため, ワセリンと比べて日光などで酸化しやすく, 保管状態には注意が必要である.

2. 軟膏剤

油脂性と水溶性に分類できる.

a) 油脂性軟膏剤

上述の油脂に様々な成分を混合したものである. 皮膚の保護作用があり, 水分蒸散を抑えて皮膚の水分を保持することで, 痂皮や鱗屑を軟化させて脱落させる効果もある.

(1) 亜鉛華軟膏, 亜鉛華単軟膏：抗炎症作用や乾燥作用, 抗菌作用を有する亜鉛華（酸化亜鉛）を油脂性軟膏剤に混じたものである. 両者とも似たような効能・効果を持つが, 組成が異なる（表2）. 亜鉛華軟膏には乳化剤であるセスキオレイン酸ソルビタンが含まれており, 水分をある程度吸収する. これに対して亜鉛華単軟膏には乳化剤は含まれておらず, 水分をはじいてしまう. そのため, 分泌液がある皮膚病変に使用するには亜鉛華軟膏

が適している.

亜鉛華軟膏, 亜鉛華単軟膏ともに単独で塗布するには堅く, べたつきも目立つ. そこでリント布に軟膏を伸ばして病変部に貼付する. ボチシートは亜鉛華軟膏が既に塗布されている貼付剤である. 貼付部位の大きさや形に合わせて切って使う. 軟膏を除去する際には水で洗い流すことが難しいので, オリブ油をガーゼに含ませて拭き取る（図1）.

(2) プラスチベース：流動パラフィンにポリエチレン樹脂を混合した油脂性軟膏剤であり, プロスタンディン® 軟膏などの基剤である. 透明感があってワセリンよりも伸びがよい. ただし, 塗布によりほてり感やうつ熱感を生じることがある.

(3) アズノール® 軟膏：動物性油脂である精製ラノリンを基剤として白色ワセリンとグアイアズレンを混じた油脂性軟膏である. グアイアズレンは抗炎症作用を有するカモミール由来の精油であり, アズレンブルーと呼ばれる独特の青い色を呈する. 伸びが非常によく, ラノリンには吸水性もあるので水分保湿にも働くが, 稀に接触皮膚炎を起こす.

(4) 親水ワセリン：白色ワセリンにサラシミツロウ, 乳化剤であるステアリルアルコール, コレステロールなどの界面活性剤を混じたものである. 水分を含んでいないが, 乳化剤を含んでいるため水分を多く吸収する.

b) 水溶性軟膏剤

マクロゴール軟膏（ソルベース®）とも呼ばれる. 分子量の異なるマクロゴール（ポリエチレングリ

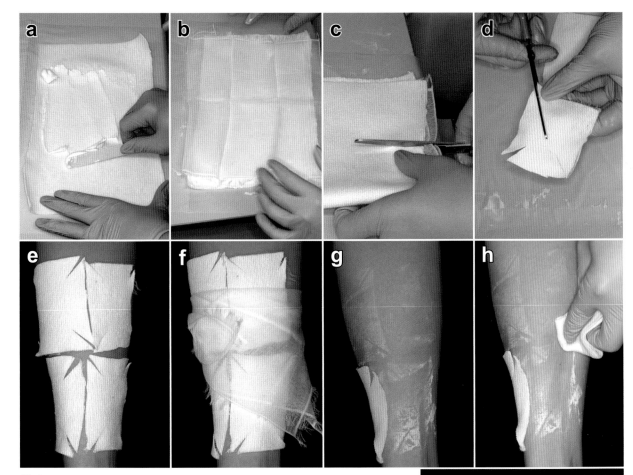

図 1.

亜鉛華軟膏・亜鉛華単軟膏の使い方

　a：リント布（毛羽立ちのあるほう）に亜鉛華軟膏・亜鉛華単軟膏をまんべん
　　なく伸ばす．軟膏ベラがないときには舌圧子を 2 枚重ねて塗布するとよい．
　　様々な方向に何往復か伸ばすと軟膏がよくなじむ．

　b，c：ガーゼを当てて裁ちバサミで 5 cm² 程度に切り分ける．ガーゼを当
　　てた面を内側に折って切ると，軟膏に直接触れずに済むので切り分けが楽
　　になる．

　d：四隅に 1 cm 程度の切れ込みを入れると凸面に貼付しやすくなる．

　e：ガーゼを剥がして軟膏を塗布した面を下にし，数 mm ずつ間隔をあけて
　　病変部に貼付する．

　f：直接テープで貼ると皮膚が障害されるので，ガーゼで覆って固定し，そ
　　の上から包帯を巻く．

　g：リント布を剥がすと軟膏成分が残留している．流水などでは流しにくい．

　h：オリブ油を染み込ませたガーゼや不織布を用いると，軟膏はきれいに拭
　　き取れる．

　i：口，鼻，目の部位を切り抜いた顔面用の軟膏塗布リント布．お面ボチと
　　通称されている．

コール）を混合したもので，多量の水分を吸収す
るので湿潤した分泌物の多い皮膚病変に適してい
る．反面，水分過吸収による乾燥感や浸透圧の差
による疼痛が出現しやすい．除去の際には水で洗

い流せる．

　亜鉛華を 5〜10% の割合でソルベース® に混ず
ると，水分吸収作用と亜鉛華による抗炎症・冷
却・乾燥作用の両者が備わる．足趾間で浸軟し，

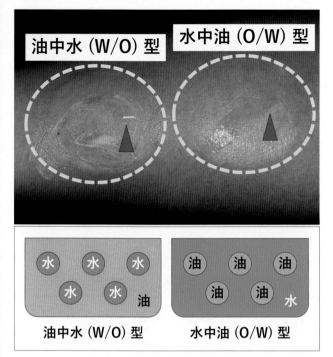

図 2. クリーム剤の分類と特徴
油中水(W/O)型は油が主体であり，塗布すると油の膜ができて水分(青矢尻)をはじく．水中油(O/W)型は水分が主体であり，水滴を落とすとクリームがはがれる．

炎症を起こした間擦疹や足白癬など，滲出液が多く浸軟した炎症局面に使うとよい．

3．クリーム剤

本来混ざり合わない水と油を乳化剤を用いて混合したもので，防腐剤や防カビ剤などの添加物が加えてある．油が多ければ油中水型(water in oil：W/O型)，水が多ければ水中油型(oil in water：O/W型)と分類している(図2)．乳化剤により皮膚への浸透力は強いが，反面，油脂成分が少ないため痂皮の軟化作用に乏しい．

a）W/O型クリーム

油が主体で，塗ると油の膜が形成される．刺激感は少なく，水をはじく．代表的なものに吸水クリームがあり，その組成は白色ワセリン40%に乳化剤と精製水が混ざったものである．アクアチム®軟膏やヒルドイド®ソフト軟膏，パスタロン®ソフト軟膏などは，軟膏と名称がついているがW/O型クリームが基剤であり，注意が必要である．

b）O/W型クリーム

水分が主体で，外用すると水分が蒸発して油滴が残る．水分が蒸散する際に気化熱を奪うことで皮膚を冷却し，消炎・止痒効果を発揮する．滲出液が多い病変では水分を吸収した後に皮膚に逆吸収させてしまうため，使用に不適である．代表的なものに親水クリームがあり，その組成は白色ワセリン25%に乳化剤と精製水を混じたものである．広範囲に広く使用したい場合や被髪頭部に用いる場合には，親水クリーム1gと精製水9mLを混合し，ローション状にするとよい．

4．ローション

乳剤性，溶液性，懸濁性がある．乳剤性ローションは，O/W型のクリーム剤にさらに水分を増量したものである，と考えるとよい．溶液性ローションと懸濁性ローションは油性成分を含まない．ローションは伸びがよく，べたつき感も少ないため，夏季の使用や被髪頭部に用いられる．

5．スプレー剤・フォーム(泡)剤

外用エアゾール剤とポンプスプレー剤がある．スプレー剤は塗布が比較的容易であることから，独居者など自分で背部に外用をするときに困難な者や，広範囲の日焼け・熱傷などで皮膚に直接塗布すると疼痛がある場合などに用いるとよい．

a）外用エアゾール剤

有効成分の原液(液体)が，液化ガスまたは圧縮ガスとともに容器内に充填され，使用時にガスとともに有効成分が噴出される．フォーム剤では，噴出されたガスが泡を形成する．使用時には火気厳禁であり，廃棄方法にも注意が必要である．

b）ポンプスプレー剤

有効成分を含有した液体が容器内部の空気と合流して容器から吐出される．出口に泡生成材が装着されていれば，それを通過することで泡状になる．

6．ゲル剤

水に増粘剤を加えてゲル状にした基剤に，主薬をアルコール類などに溶解したものを混合したものである．ステロイド外用薬では，トプシム®ク

表 3. ステロイド外用薬のランクと剤形（文献 3 より引用改変）

強 さ	一般名	代表的な商品名	軟 膏	クリーム	ローション	スプレー	貼付剤
Strongest	クロベタゾールプロピオン酸エステル	デルモベート	○	○	○		
	ジフロラゾン酢酸エステル	ジフラール	○	○			
		ダイアコート	○	○			
Very strong	ベタメタゾン酪酸エステルプロピオン酸エステル	アンテベート	○	○			
	モメタゾンフランカルボン酸エステル	フルメタ	○	○	○		
	フルオシノニド	トプシム	○	*	○	○	
	ベタメタゾンジプロピオン酸エステル	リンデロンDP	○	○	○		
	ジフルプレドナート	マイザー	○	○	○		
	アムシノニド	ビスダーム	○	○			
	ジフルコルトロン吉草酸エステル	ネリゾナ	○	○**	○		
		テクスメテン	○	○**			
	酪酸プロピオン酸ヒドロコルチゾン	パンデル	○	○	○		
Strong	デプロドンプロピオン酸エステル	エクラー	○	○	○		○
	デキサメタゾンプロピオン酸エステル	メサデルム	○	○***	○		
	デキサメタゾン吉草酸エステル	ボアラ	○	○			
	ベタメタゾン吉草酸エステル	リンデロンV	○	○	○		
		ベトネベート	○	○			
	フルオシノロンアセトニド	フルコート	○	○	○	○	
Medium	ヒドロコルチゾン酪酸エステル	ロコイド	○	○			
	プレドニゾロン吉草酸エステル酢酸エステル	リドメックス	○	○	○		
	トリアムシノロンアセトニド	レダコート	○	○			
	アルクロメタゾンプロピオン酸エステル	アルメタ	○				
	クロベタゾン酪酸エステル	キンダベート	○				
Weak	プレドニゾロン	プレドニゾロン	○	○			

＊：トプシムクリームの基剤はリゾゲルである
＊＊：ネリゾナ，テクスメテンには O/W 型と W/O 型の両者の剤形がある
＊＊＊：メサデルムクリームは W/O 型である

リームはクリームと名がついているが，基剤はゲルである．

実践編：外用薬を上手に使う

湿疹病変ではステロイド外用薬が治療の第一選択である．しかしながら，適切な薬剤を，適切な剤形，適切な量で適切な期間塗布しなければ，効果は激減する．

1．ステロイド外用薬や抗炎症薬の分類と剤形

ステロイド外用薬は薬効の強さにより 5 段階に分類されており[3]，軟膏剤やクリーム剤，ローション，スプレー剤，貼付剤の剤形で使用できる（表 3）．クリームと名前の付いている薬剤はほとんどが O/W 型クリームであるが，ネリゾナ® ユニバーサルクリーム，テクスメテン® ユニバーサルクリームとメサデルム® クリームは W/O 型クリームである．

表 4. 皮膚症状の重症度とステロイド外用薬の選択（文献 3 を引用改変）

	皮疹の重症度	使用するステロイド外用薬
重症	急性，進行性の高度の炎症病変（腫脹/浮腫/浸潤）がある場合や，苔癬化，紅斑，丘疹の多発，多数の掻破痕，痒疹結節など	Very strong クラスか strong クラスを使用する．急性接触皮膚炎など原因が明確かつ短期間での治癒が期待できる場合や，難治な痒疹結節には strongest クラスの使用も許容される
中等症	中等度までの紅斑，鱗屑，少数の丘疹，掻破痕などが主体	Strong クラスか medium クラス
軽症	乾燥および軽度の紅斑，鱗屑などが主体	Medium クラス
軽微	乾燥症状が主体で炎症症状に乏しい	保湿剤．ステロイド外用薬は使わずともよい

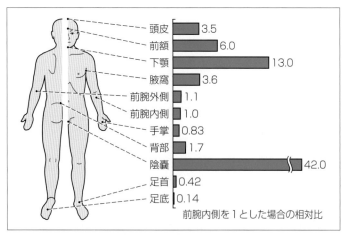

頭皮 3.5
前額 6.0
下顎 13.0
腋窩 3.6
前腕外側 1.1
前腕内側 1.0
手掌 0.83
背部 1.7
陰嚢 42.0
足首 0.42
足底 0.14

前腕内側を 1 とした場合の相対比

図 3. 人体の各部位におけるステロイド外用薬の吸収効率
（文献 6 を参考に筆者作図）

　タクロリムス軟膏（プロトピック® 軟膏）は，ステロイド軟膏ではないが抗炎症作用を持ち，その強さは strong レベルのステロイド外用薬とほぼ同一である．塗布時に灼熱感が生じる可能性がある．2 歳未満の小児や授乳婦には使用できない．使用にあたっては「アトピー性皮膚炎におけるタクロリムス軟膏 0.1%および 0.03%の使用ガイダンス」を遵守する[4]．

　デルゴシチニブ軟膏（コレクチム® 軟膏）は，免疫伝達シグナルに関わる JAK を阻害し，過剰な免疫を抑制する外用薬である．本書発行時点では成人および 2 歳以上の小児のアトピー性皮膚炎にのみ使用できる．使用にあたっては日本皮膚科学会のガイドラインを参考にする[5]．

　2．どの強さを使う？

　皮膚病変部の炎症の程度に応じてステロイド外用薬のクラスを選択する（表 4）[3]．

　強い浸潤を触れる紅斑や顕著な苔癬化，著明な腫脹や浮腫，紅斑，多数の丘疹，多発する掻破痕や痒疹結節など高度の炎症が存在する病変には，very strong か strong クラスを使用する．急性接触皮膚炎など原因が明確で短期間での治癒が期待できる場合や難治な痒疹結節には，strongest クラスも許容される．

　中等度までの紅斑や鱗屑，少数の丘疹，掻破痕が主体の中等症の炎症では strong か medium クラスを用いる．軽度の紅斑や鱗屑および乾燥など，軽症の炎症である場合には medium クラスで十分である．乾燥が主体となる場合には，保湿剤や基剤をうまく使う[3]．

　年齢や部位によりランクを下げる必要は必ずしもない[3]．しかしながら，小児のほうが成人よりも短期間で効果も副作用も現れやすいため，使用期間に注意する．また，ステロイド外用薬の吸収効率は皮膚の厚さや毛包・汗腺の密度などにより異なる．前腕内側の吸収効率を 1 とした場合に，下顎は 13.0，陰嚢では 42.0 と極めて高い（図 3）[6]．このような部位に強いステロイド外用薬を塗布す

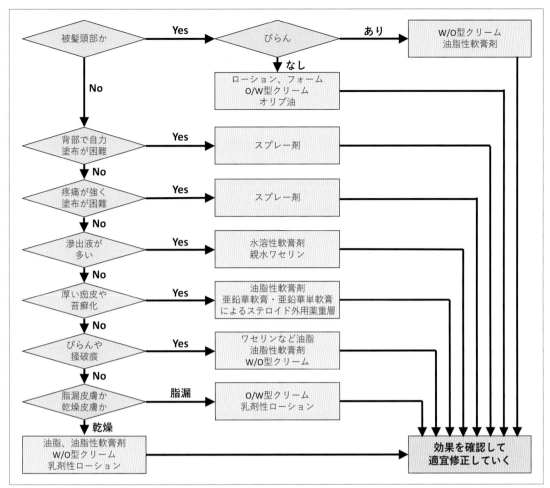

図 4. 剤形選択フローチャート（文献１より引用改変）
皮膚の状態や患者の環境，気温，気候，治療経過により適切な剤形は変わるため，
適宜選択を見直す必要がある．

る場合には，副作用出現までの期間が短くなるので注意する．

3．どの剤形を使う？

外用薬の特性と皮膚の状態を合わせて判断する（図4）[1]．"If it is wet, dry it；if it is dry, wet it." という格言があるが，乾燥していれば油脂性軟膏剤やW/O型クリームなど水分保持作用のあるものが選択され，脂漏皮膚ではローションやO/W型クリームを用いる．厚い痂皮や鱗屑を伴う場合には，ステロイド外用薬の上から亜鉛華軟膏や亜鉛華単軟膏をリント布に伸ばして貼付すると吸収効率がよい（図1）．

部位や患者状況によっても選択する剤形は異なる．被髪頭部であればローションやフォーム剤の使用感がよく，広範囲に塗る場合や疼痛が強く直接外用できない場合，独居で背部に自分では外用できない場合などはスプレー剤なども検討する．

4．どの程度の量を，どのように塗布する？

塗布量の目安に1FTU（finger tip unit）があり，示指の先端から第一関節（DIP）までチューブから出した外用薬の量，と定義される（図5）[7]．口径5mmのチューブから出した1FTUは通常0.5gであり，この量で手のひら2枚分（体表面積の約2％）の範囲を塗布する．成人が全身くまなく外用すると，1回に必要な外用量は40.5FTU（20.25g）になる．とはいえ，1FTUの重量はチューブの口径に大きく左右される．適量塗布後の皮膚はテカテカと光ってみえ，ティッシュペーパーを貼付

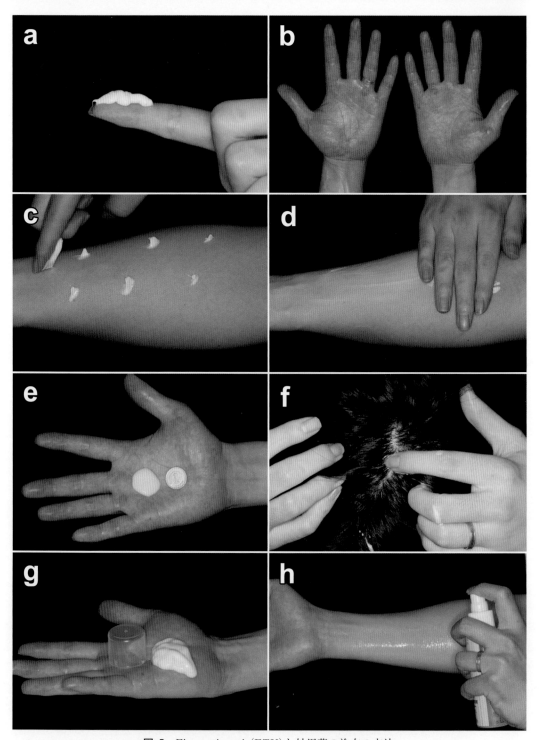

図 5. Finger tip unit（FTU）と外用薬の塗布の方法

a，b：1 FTU は示指の先端から第一関節まで軟膏チューブを出した量であり，通常は約 0.5 g である．これで手のひら 2 枚分（体表面積の約 2％）の面積を塗布する．

c，d：外用薬は点在させて，手のひらを滑らせるように，皮膚割線に沿って優しく伸ばす．

e：ローションでは 1 円玉の大きさを出すと 1 FTU（0.5 g）の量になる．

f：被髪頭部にローションを外用する際には，髪の毛をかき分けて丁寧に塗り広げる．

g：ヒルドイド®フォームではキャップと同じ大きさが 2 FTU（1 g）の量になる．写真はキャップの半分の大きさで，1 FTU（0.5 g）である．

h：スプレー剤は広範囲に塗布できるが，塗布量を把握しづらい．

すると付着する程度である，と考えれば問題ない．ローションでは１円玉と同じ大きさを手のひらに出すと0.5 g（1 FTU）で[8]，ヒルドイド®フォームではキャップと同じ大きさが1 g（2 FTU）である．

塗布の際には，手のひらで優しく伸ばしながら，皮膚割線に沿って皮膚の皺に馴染むように外用する（図5）．すり込むと逆に病変に刺激になることもあり，注意する[1]．

5．いつまで使う？

原則として，炎症が落ち着き寛解状態になるまでは外用が推奨される．炎症がくすぶっている状態でステロイド外用薬のクラスを下げると増悪することが多い．視診や触診による浸潤の程度などで炎症の状態を判断するとともに，アトピー性皮膚炎では血中TARC値など病勢を反映する指標も目安にするとよい[3]．なお，2週間外用を続けても一向に効果がない場合には，診断や使用薬剤を再考したほうがよい．

アトピー性皮膚炎や乾燥による湿疹では，炎症が落ち着いたらステロイド外用薬から，後述する保湿療法を主体としたスキンケアに切り替える．再燃をよく繰り返す場合には，ステロイド外用薬を完全には休止せず，週に2回程度外用を継続する「プロアクティブ療法」を導入して，寛解状態を維持する[9]．

6．保湿剤

ヘパリン類似物質製剤，尿素製剤，油脂性軟膏（白色ワセリン，アズノール®軟膏など）が主に保湿に使われる[1)3)]．

a）ヘパリン類似物質

吸湿して角層に水分を保持する作用があり，保湿効果が持続する．刺激感も少なく使いやすいが，薬剤の性質による禁忌がある．W/O型（ヒルドイド®ソフト軟膏），O/W型（ヒルドイド®クリーム），乳剤性ローション剤，フォーム剤（ヒルドイド®フォーム），スプレー剤などの製剤がある．

b）尿素製剤

吸湿作用があり，基剤の油分とともに水分を保持して保湿する効果がある．角質融解作用があることや浸透圧が高いことなどから，亀裂やびらん面に外用すると刺激感が出る．W/O型クリーム（パスタロン®ソフト軟膏），O/W型クリーム（ケラチナミンコーワクリームなど），ローション（ウレパール®ローションなど）の剤形がある．

c）油脂性軟膏

油分が皮膜となることで皮膚からの水分の蒸散を防ぐ作用があるが，角層に水分を付与する作用はなく，べたつきが強い．アズノール®軟膏は伸びが非常によく基剤の密閉作用もあるため，保湿能に優れるが，稀に接触皮膚炎を生じる．

7．混合してよい？

アトピー性皮膚炎では皮膚のバリア障害や乾燥に対する対処も重要であり，ステロイド外用薬に加えて保湿剤の塗布も励行される[3]．しかしながら，両者を別個に塗布すると量や回数が多くなり，アドヒアランス不良となる[10]．そこで，塗布量や塗布回数の軽減の目的で外用薬を混合することがあり[11]，その際には同じ剤形同士の混合が推奨される．別剤形の薬剤を混合すると剤形に変化が生じ，薬効が損なわれる可能性がある．さらに，クリーム剤同士では乳化が破壊される可能性が，ゲル剤同士は相分離が生じる可能性があるため，混合には向かない．タクロリムス®軟膏など液滴分散法で製剤化されている外用薬は，油脂性軟膏同士であっても混合に向かない．

8．ステロイド外用薬による副作用

ステロイド外用薬は適切に使用すれば全身的な副作用は少なく安全性は高いが，強いステロイド外用薬の長期間の外用で副腎機能抑制が生じたという報告はある[3]．

局所的な副作用として，皮膚萎縮，毛細血管拡張，ステロイド痤瘡，ステロイド潮紅，多毛，皮膚感染症，眼副作用（緑内障）などが生じ得る．ステロイド外用薬の休止と適切な対処により改善する．酒皶様皮膚炎では長期間の顔面へのステロイド外用薬塗布で生じるが，突然の休薬で潮紅や浮腫が急激に増悪することもあり，注意が必要である[3]．

表 5. 皮膚科軟膏処置(令和 2 年度)

J053 皮膚科軟膏処置	
1. 100 cm²以上 500 cm²未満	55 点
2. 500 cm²以上 3,000 cm²未満	85 点
3. 3,000 cm²以上 6,000 cm²未満	155 点
4. 6,000 cm²以上	270 点

100 cm²未満の場合には,基本診療料に
含まれ,算定できない

いずれにせよ,長期間の外用処方の際にはこまめに副作用の出現を確認する必要があり,漫然と処方を続けることは厳に慎む.

9.コストはどうすればよい?

軟膏療法は,保険診療であれば令和 2 年度診療報酬点数「J053 皮膚科軟膏処置」の記載に則って算定する(表5).軟膏処置の面積が 100 cm²未満である場合には,基本診療料に含まれるので算定できない.使用した薬剤は「J300 薬剤料」により算定する.なお,熱傷,電撃傷,凍傷の処置は「J001 熱傷処置」で算定され,切創,挫創,擦過傷,咬創などの外傷には「J000 創傷処置」が適用される.褥瘡処置も別に算定する.

文 献

1) 端本宇志:【日常診療に役立つ皮膚アレルギー入門 for フレッシャーズ】アトピー性皮膚炎のスキンケア―古典的外用薬を上手に使う. *J Visual Dermatol*, **12**(4):392-397, 2013.

2) 日野治子:【外用療法】古典的外用薬. 最新皮膚科学大系 2 皮膚科治療学 皮膚科救急, 中山書店, pp. 17-24, 2003.

3) 加藤則人, 大矢幸弘, 池田政憲ほか:日本皮膚科学会ガイドライン アトピー性皮膚炎診療ガイドライン 2018. 日皮会誌, **128**(12):2431-2502, 2018.

4) FK506軟膏研究会:アトピー性皮膚炎におけるタクロリムス軟膏 0.1%および 0.03%の使用ガイダンス. 臨皮, **57**(13):1217-1234, 2013.

5) 中村晃一郎, 二村昌樹, 常深祐一郎ほか:日本皮膚科学会ガイドライン デルゴシチニブ軟膏(コレクチム®軟膏 0.5%)安全使用マニュアル. 日皮会誌, **130**(7):1581-1588, 2020.

6) Feldmann RJ, Maibach HI:Regional variation in percutaneous penetration of 14C cortisol in man. *J Invest Dermatol*, **48**(2):181-183, 1967.

7) Long CC, Finlay AY:The finger-tip unit—a new practical measure. *Clin Exp Dermatol*, **16**(6):444-447, 1991.

8) 中村光裕, 上村康二, 根本 治ほか:保湿剤の至適外用方法の検討. 皮膚の科学, **5**(4):311-316, 2006.

9) Schmitt J, von Kobyletzki L, Svensson Å, et al:Efficacy and tolerability of proactive treatment with topical corticosteroids and calcineurin inhibitors for atopic eczema:systematic review and meta-analysis of randomized controlled trials. *Br J Dermatol*, **164**(2):415-428, 2011.

10) Zaghloul SS, Goodfield MJD:Objective assessment of compliance with psoriasis treatment. *Arch Dermatol*, **140**(4):408-414, 2004.

11) 大谷道輝:【皮膚科医必携!外用療法・外用指導のポイント】外用薬処方におけるピットフォール―混合, 外用順序, そしてジェネリック―. *MB Derma*, **300**:31-38, 2020.

MB Derma, 311：49-54, 2021.

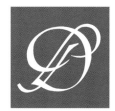

◆特集／皮膚科処置 基本の「キ」
粉瘤に対する処置

是枝 哲*

Key words：粉瘤(atheroma), 表皮囊腫(epidermal cyst), へそ抜き法(trephining), 皮膚切開(incision), ステロイド局注(steroid injection)

Abstract 粉瘤は日常の皮膚科診療のなかで最も頻繁にみられる皮下腫瘍の1つであるが，特に治療する必要がないと説明され放置されることも多い．また，炎症が起こったときも抗菌薬投与のみで処置が行われていないケースにもしばしば遭遇する．忙しい外来診療の合間に粉瘤の処置をしっかりと行うのは，外来のマネージメントのうえで難しいかもしれないが，その手技などについて説明する．粉瘤の切除法として簡単に行えるへそ抜き法について説明する．そして炎症性粉瘤に対する処置として，切開排膿やステロイド局注などを行い炎症を治める必要があるので，それらについて説明する．

はじめに

粉瘤は日常の皮膚科診療のなかで最も頻繁にみられる皮下腫瘍の1つであり，表皮囊腫(epidermal cyst)と毛包囊腫(trichilemmal cyst)を含むものである．囊腫は真皮から皮下にかけて位置し，大きいものでは下床が筋膜上に接することもある(図1)．小さいものでは真皮内にとどまることもある．被覆皮膚と癒着して下床とは可動性があり，表面平滑である．ドーム状に隆起することもあれば，皮下に埋もれて表面は平坦なこともある(図2，図3-a)．頭部，顔面，耳介，頸部，体幹，四肢の，全身のどこにでも生じる．良性腫瘍であるが，徐々に大きくなり整容的に問題となることがあり，「粉瘤のへそ」と呼ばれる毛包性中心凹窩から内容物が出てくると悪臭がすることもある．そして，しばしば炎症を起こすことがあるので，治療するに越したことはない．また，炎症を起こすと疼痛が激しいので，切開などの処置が必要となる．

* Satoshi KORE-EDA, 〒604-0874 京都市中京区竹屋町通烏丸東入清水町389 これえだ皮フ科医院, 院長

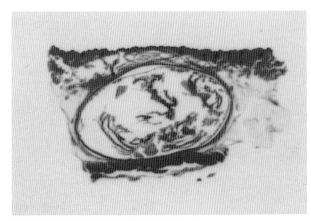

図1. 粉瘤の病理(文献1より転載)
真皮から皮下脂肪層にかけて囊腫が認められる．囊腫内には角質物がある．

粉瘤の診断

粉瘤の診断は視診や触診でだいたいのものが可能であるが，「へそ」と呼ばれる毛包性中心凹窩のあることが多く，それをみつけられれば診断は確実である．鑑別診断としては脂肪腫，石灰化上皮腫，軟部組織腫瘍などが挙げられる．エコーやMRIの活用によりさらに正確に診断でき，エコーでは腫瘍の両外側陰影，後方底面エコーの増強が

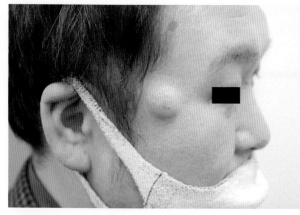

図 2.
頬部のドーム状に隆起した粉瘤

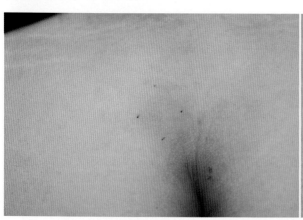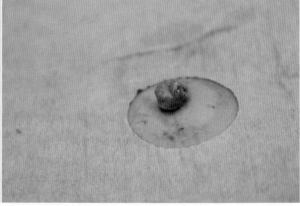

図 3. 仙骨部の粉瘤　　　　　　　　　　　　　　　　　　　　　　a|b
a：黒マジックでマークした部分に粉瘤があるが隆起していない.
b：へそ抜き法で手術施行. 揉み出すだけで囊腫が排出された.

みられる(図 4). ただし, 石灰化上皮腫も囊腫様に写り, 軟部組織腫瘍も低輝度の皮下腫瘤として写り, 粉瘤との鑑別が難しい場合もある. そのときはドプラーモードで血流の有無などを確認して診断の助けとする. そのほかにエコーでは, 囊腫壁が壊れていないかなど, 周囲の真皮層の厚さの確認にも役立ち, ときどき囊腫がひょうたん型をしていることがわかったりすることがあるので, 治療方針の決定や術前の確認としても役立つ. 図5のエコー画像では囊腫壁の右側は保たれているが, 左側は破壊されていることが確認され, この症例はステロイド局注により一時的に炎症を治め, 後日に切除術施行という治療方針となった.

炎症のない粉瘤の治療

粉瘤は切除する必要はないと説明されることが

あるようだが, 徐々に大きくなる可能性があること, 内容物が出てきて悪臭がすることがあること, いつか炎症を起こすことがあるなど, 切除するメリットは大きい.

炎症を起こしていない粉瘤の切除方法としては, 一般的な紡錘形切除をして縫合する方法と, 穴を開けて内容物と囊腫壁を取り出すへそ抜き法がある. 本稿は粉瘤の処置についてのものなので, 紡錘形切除について詳しく述べるのは避けるが, 切除後に死腔がないようにきっちりと真皮埋没縫合を行うことが肝要である[1].

1. へそ抜き法

へそ抜き法は外来の処置室でもできる簡便な手術法で, へそ抜き療法, くり抜き法などと呼ばれることもある[2)~4)]. 毛包性中心凹窩の部分にパンチバイオプシー用のトレパンにて穴を開けるが,

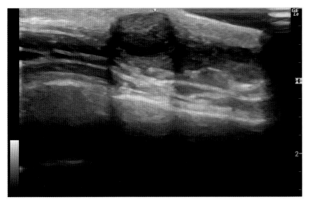

図4. 粉瘤のエコー画像
腫瘍の両外側陰影, 後方底面エコーの増強がみられる.

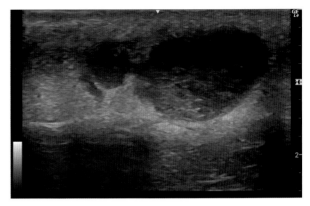

図5.
エコー画像にて嚢腫壁の左側が破壊されていることが確認できる.

へそが見つからない場合は頂点もしくは最も皮膚が薄い部分でよい. トレパンで開けた穴から内容物である角化物を絞り出し嚢腫壁を取り出す. 筆者は4mmのトレパンを用いているが, 小さい粉瘤なら3mmトレパンを用いることもある. しかし, 穴を開けた後の手術操作は4mmのほうが容易であり, 穴は収縮して十分にきれいに治癒するので, 慣れない術者は4mmを選択するべきだと思われる. 顔以外の部位で3cm以上の大きな粉瘤や, 背などの真皮が分厚く嚢腫壁の剥離が難しそうなときは, 6mmトレパンを使うこともある.

へそ抜き法のコツは, いかにうまく嚢腫壁を剥離できるかということであるが, 今まで炎症を起こしたことがない粉瘤は当然剥離がやりやすい. そのため, 症例を選ぶことがまず第1のコツとなる. 嚢腫壁と周囲結合組織との接着がルースな症例では, 図3-bのように揉み出すだけで嚢腫壁が飛び出てくる例もある. ここまで簡単に剥離できる例は珍しく, 図6のように有鉤鑷子で嚢腫壁の端を持ち上げ, 形成剪刀で剥離を進める. 嚢腫壁を破くことなく摘出できれば問題ないが, 破けてしまったときには分割してでもよいので嚢腫壁をすべて取り除く. 取り残しは穴の周囲に多いので, 最後にその部分に嚢腫壁の残存がないか, よく確かめる. へそ抜き法は, 基本的には炎症を起こしていない粉瘤に対して用いられる手術法であるが, まだ炎症が起こったばかりで嚢腫壁のほとんどが残っていて, 一部だけが崩れているくらいなら施行も可能である. ただし, 壊れた嚢腫壁を

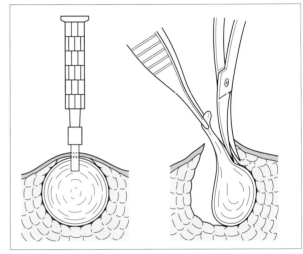

図6. へそ抜き法の略図（文献2, 3を参考に作成）
粉瘤の頂点をトレパンで打ち抜き, 鑷子で嚢腫壁をつかみ, 剪刀で切除する.

取り去るためには先の細い剪刀や鋭匙を用いて, しっかりデブリードマンしなければならない. 過去に炎症を起こした粉瘤では, 嚢腫壁が周囲結合組織に癒着して施行困難であるので, へそ抜き法ではなく紡錘形切除を選んだほうが無難である.

へそ抜き法でどこまで大きい症例までできるかという問題であるが, 臀部に生じた6cm大の粉瘤を6mmトレパンにてへそ抜き法を施行した際に, 嚢腫壁を破くことなく摘出でき治癒に至ったが, 患者に確認したところ, 術後1週間くらいは死腔に血液が溜まり, 毎日排出されて苦労したとの話を聞いた. そのため, あまり大きいものには術後トラブルのリスクを考え適応から外すことに

している.

筆者はへそ抜き法で粉瘤を摘出した際には，皮下腫瘍摘出術で保険請求しているが，ある県では皮膚切開術として請求すべきとして査定されたことがあると聞いた．多様な考え方があると思うが，へそ抜き法はうまく行うにはそれなりの技術と経験が必要であり，傷を可及的に小さくする整容的に優れた方法である．筆者個人としては，皮下腫瘍摘出術で請求するに値する手術法だと考える.

炎症性粉瘤をいかにして治療するか

1. 切開排膿

炎症性粉瘤に対して，他院で診療を受け抗菌薬の投与だけでまったく局所処置をされないで，そのまま改善しないために当院を受診する患者にしばしば遭遇する．粉瘤における細菌学的検討では，炎症性と非炎症性において菌の培養にてあまり差がなかったという報告があり[5]，また角化物が結合組織に異物反応を起こすことを示唆する実験結果も報告されている[6)7]．つまり，炎症性粉瘤は細菌感染によって炎症が起こっているのではなく，多くの場合，嚢腫内の角化物が周囲組織に出ての異物反応による炎症だと考えられる．もちろん二次感染を起こしている可能性はあるが，だいたいの場合，抗菌薬の投与はそれほど効果的ではない．炎症性粉瘤に対する最も確実な治療は，切開して排膿し角化物を取り去ることである．ただし，内容物である角化物と嚢腫壁をすべて取り去ることがベストであるが，外来診療中にどれだけの時間と手間をかけることができるのかが問題となってくる．炎症を起こしている場合，さらに二次感染を起こして膿が貯留している場合は，処置を後日に回すわけにはいかない．外来診療中の時間的余裕がないときにこのような患者の診察となったとき，どこまで時間と手間をかけることができるかが問題となる．局所麻酔をするだけでも時間がかかり，切開排膿した後に嚢腫壁を完全に取り去ろうとすると，さらに時間がかかる．その

ため最低限の排膿だけ行い，炎症が治まってから残りの嚢腫の切除を予定する場合もある．炎症の初期の場合は，後述のステロイド局注により炎症を治めてから手術予定とするのもよい方法である.

切開の手順であるが，排膿だけを目的とするなら皮膚表面だけに局所麻酔液を浸潤させればよいが，嚢腫壁を取り去りデブリードマンを行うつもりなら深部にまで浸潤させる必要がある．このとき嚢腫内に薬液を注入すると，中心凹窩より内容物や膿が飛び出してくることがある．そのため，注意しながら麻酔液を浸潤させるのと表面をガーゼで覆っておくのがよい．メスは尖刃刀(11番メス)を使い，嚢腫の被覆皮膚が菲薄化している部位を選ぶ．整容的には小さく切開するほうが望ましいが，あまりに小さいと十分に排膿できず，内腔のデブリードマンも難しいため，十分に大きく切開するほうが嚢腫壁や壊死組織を取り残すことはない(図7)．大きな死腔ができるので，タンポンガーゼを挿入し終了する．ガーゼを厚く当て圧迫ぎみにテープ固定を行うが，血性滲出液が多量にしみ出るために防水性のあるシートを当てておくのもよい方法である．1 cm くらいの炎症性粉瘤なら4 mm トレパンを用いて切開し，剪刀や鋭匙でデブリードマンするのもよい．特に顔面の場合は整容的によい.

切開には当然局所麻酔をすべきであるが，切開の範囲を小さくして排膿のみを目的とするならば麻酔なしで切開することもときに行われる．ただし，排膿は不十分である可能性は高く，かえって症状は遷延する可能性もある．メリットは処置時間の短縮であるので，時間的制約がある場合には容認できる.

皮膚切開術は点数が570点で，皮下腫瘍摘出術の露出部2 cm 未満が1,660点，非露出部3 cm 未満が1,280点なので，かなり安い治療法である.

2. 炎症性粉瘤に対するステロイド局注

炎症性粉瘤の病態は感染ではなく角化物に対する異物反応であるので，抗菌薬投与よりもステロイドの局注が効果的である(図8)．その量につい

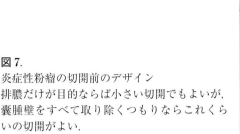

図 7.
炎症性粉瘤の切開前のデザイン
排膿だけが目的ならば小さい切開でもよいが，
嚢腫壁をすべて取り除くつもりならこれくら
いの切開がよい．

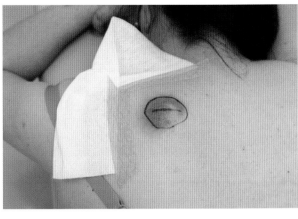

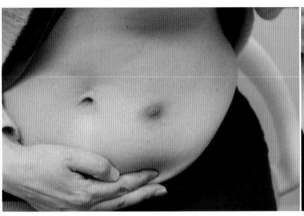

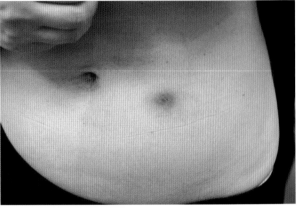

| a．局注前 | b．局注 10 日後 |

図 8. 炎症性粉瘤にトリアムシノロンの局注を行った場合

ては決まったものはないが，当院ではトリアムシ
ノロン 20 mg（0.5 mL）を嚢腫内に局注している．
この量にしている理由は，0.5 mL 以下の量では注
射器のシリンジ内に薬液が残り技術的に局注が難
しいためであり，生理食塩水で希釈すればもっと
少ないステロイド量で十分と思われる．当院で使
用しているトリアムシノロン懸濁液は 40 mg/
1 mL のバイアルであるが，50 mg/5 mL のバイア
ルもあり，こちらの製品では 0.5 mL で 5 mg とな
る．この量で十分に炎症を抑えることができるか
試したことはないが，効く可能性は十分あるので
はないかと思う．局注の翌日には炎症は治まり，
肉芽組織も 1〜2 週間でやや縮小してくる．

　点数であるが，トリアムシノロン 20 mg の薬価
が 41 点，注射手技料が 20 点で合計 61 点となる．

　ステロイド局注後の治療方針であるが，炎症の
度合いによって変わってくる．炎症の初期ならば

嚢腫壁はほとんど残るので，治癒させるにはその
後に切除術が必要である．炎症により嚢腫壁が完
全に破壊されている状態では組織は異物肉芽腫と
なっているため，ステロイド局注を行うと，その
まま縮小してほとんど触れなくなることもある．
炎症が高度で膿が多量に溜まった状態で行うと，
炎症は治まるものの膿の貯留は残ったままで，い
ずれ切開排膿が必要となる場合もある．

おわりに

　炎症性粉瘤に対して，抗菌薬投与のみ行い処置
をまったく施行しない例をしばしばみることがあ
るが，残念なことである．忙しい外来診療の合間
に粉瘤の処置を行うのはなかなか大変なことでは
あるが，ステロイド局注という手段を用いれば時
間的制約も解消できるはずである．そして，切開
の必要がある場合には手間も厭わないようにしたい．

文　献

1) 是枝　哲：アテローマ. いますぐできる外来皮膚外科・美容皮膚科のスキル（宮地良樹監, 立花隆夫ほか編）, 中山書店, pp. 28-34, 2006.
2) 上出良一：粉瘤・脂肪腫. 皮膚臨床, **32**：1597-1598, 1990.
3) 上出良一：粉瘤「臍抜き療法」. *MB Derma*, **3**：23-26, 1997.
4) 柴田真一：粉瘤. 皮膚外科学, 改訂第2版（日本皮膚外科学会監）, 学研メディカル秀潤社, pp. 555-559, 2020.
5) 西嶋攝子, 東田敏明, 大島　茂ほか：類表皮嚢腫の細菌学的検討. 日皮会誌, **113**：165-168, 2003.
6) 水野栄二：Epidermoid Cyst の炎症機序に関する研究. 西日皮膚, **54**：507-512, 1992.
7) Dalziel K, Dykes PJ, Marks R：Inflammation due to intra-cutaneous implantation of stratum corneum. *Br J Exp Pathol*, **65**：107-115, 1984.

MB Derma, **311**：55-66, 2021.

◆特集／皮膚科処置 基本の「キ」
爪疾患に対する処置

齋藤昌孝*

Key words：陥入爪(ingrown nail)，レトロニキア(retronychia)，巻き爪(pincer nail)，爪白癬(tinea unguium)，爪甲剥離(onycholysis)，爪甲鉤彎症(onychogryphosis)，distal nail embedding

Abstract 爪疾患の治療における特殊性として，爪甲への処置が比較的大きなウェイトを占めるという点が挙げられる．爪疾患では，爪器官で作られた構造物である爪甲によってトラブルが引き起こされていることも多く，その場合には爪甲に対する処置が必要となる．本稿では，陥入爪に対する爪母温存爪甲側縁楔状切除術，レトロニキアの病態に即した処置，巻き爪による症状緩和のための処置，爪白癬治療の成功を後押しする処置，そして，爪甲剥離や爪甲鉤彎症，さらには distal nail embedding に対するリーズナブルな処置について紹介し，それぞれ私見を交えて解説する．

はじめに

爪疾患の治療における特殊性として，爪甲への処置が比較的大きなウェイトを占めるという点が挙げられる．爪疾患では，爪器官で作られた構造物である爪甲によってトラブルが引き起こされていることも多く，その場合には爪甲に対する処置が必要となる．本稿では，爪疾患に対する処置として基本的なものをいくつか紹介する．

陥入爪に対する処置

陥入爪の基本的な病態は，深爪などをきっかけとして爪甲側縁が皮膚に陥入（刺入）し，側爪郭に生じた炎症によって同部は発赤，腫脹して，しばしば肉芽の形成がみられるのが特徴であり，歩行時に強い痛みを生じるなど，日常生活に多大な影響を及ぼす．したがって，陥入爪の治療は，できるだけ速効性のあるものが望ましいと考えられる．一方で，治療後に不可逆的な爪甲変形をもたらす可能性のあるもの，すなわち，いわゆるフェ

ノール法などの爪母への侵襲を伴う処置は，陥入爪の病態を考慮すれば適応となるケースは非常に限られており，安易に行うべきではないと考えられる．陥入爪においては，爪甲が皮膚に刺入した状態を解除してあげさえすれば，炎症は自然に治まって治癒に向かうはずであることから，刺入した爪甲を必要最小限に切除することが最も合理的な治療法であると考えられる．ここでは，筆者が行っている「爪母温存爪甲側縁楔状切除術」を紹介する（図1)[1]．この治療法の特徴として，痛みの最大の原因である爪甲の刺入が解除されるため，速やかに症状改善が得られること，かつ，正常な爪甲を維持するうえで重要な爪母には侵襲を加えないため，治療後に不可逆的な爪甲変形をもたらすリスクは極めて低いことが挙げられる．

爪母温存爪甲側縁楔状切除術の実際の流れを示す（図2）．最初に局所麻酔を行うが，その際にはウイングブロックと呼ばれる方法が非常に有用である[2]．ウイングブロックは局所浸潤麻酔であり，側爪郭と近位爪郭との合流部付近から注射を行い，側爪郭を中心に局所麻酔薬（通常はキシロカイン® 注射液1%）を浸潤させるもので，注射直後から完全な無痛が得られ，安全性が高いのも特徴

* Masataka SAITO, 〒160-8582 東京都新宿区信濃町35 慶應義塾大学医学部皮膚科学教室，専任講師

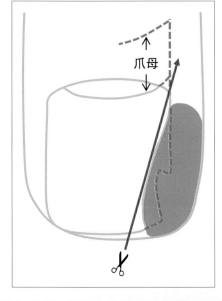

図 1.
陥入爪に対する爪母温存爪甲側縁楔状切除術
爪母には侵襲を加えないように，赤矢印の方向に
爪甲側縁を切除する．

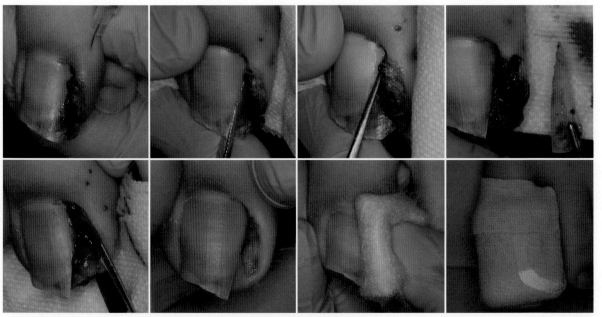

図 2. 爪母温存爪甲側縁楔状切除術の実際の流れ
a：局所麻酔（ウイングブロック）を行う．
b，c：眼科用直剪刀で爪甲側縁を楔状に切除する．
d：楔状に切除した爪甲側縁
e，f：眼科用直剪刀で肉芽を切除する．
g，h：ソーブサン® の上から厚めのガーゼを載せて固定する．

a	b	c	d
e	f	g	h

である．ウイングブロックを行ったら，眼科用の直剪刀を用いて，（陥入爪の元凶である）皮膚に刺入する爪甲側縁を切除する．眼科用の直剪刀を用いる理由は，刃が薄く，先端が細く鋭くなっているため，爪組織に余分な侵襲を加えることなく，爪甲側縁を正確に切除することができるからである．爪甲の遊離縁から切除を開始し，側爪郭と近位爪郭との合流部の方向に，爪郭の下をくぐらせるように剪刀を進めていき，爪甲側縁を確実に切り終えることが重要である（図1）．剪刀で楔状に切除した爪甲側縁は，モスキート止血鉗子（無鈎直が使いやすい）を用いて取り除くが，途中でち

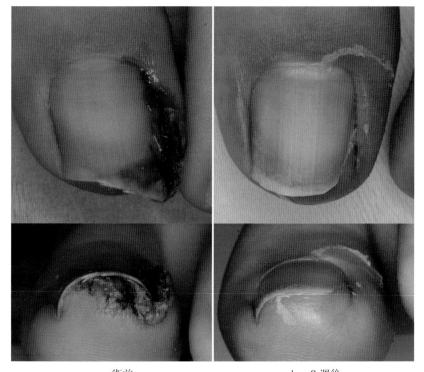

a．術前 b．3 週後

図 3. 爪母温存爪甲側縁楔状切除術による治療例（図 2 と同じ症例）

ぎれて取り残すことのないよう，切除した爪甲側縁の近位側までしっかり把持して引き抜くようにする．引き抜いた爪甲側縁の近位端が鋭角になっていれば，切除断端が適切に処理されたことを意味する．爪甲側縁の楔状切除に引き続いて肉芽の切除を行う．陥入爪ではしばしば不良肉芽が形成されており，爪甲の刺入が解除されれば徐々に消退していくものではあるが，速効性のある治療という観点からは，肉芽も切除してしまうほうがよい．剪刀を肉芽の周囲に押しつけるようにして，取り残さないように根元をやや深めに切除するのがコツである．なお，施術後に留意すべき点が 2 つある．患者は通常，歩いて帰ることから，特に足趾の陥入爪では術後の出血に注意が必要となる．筆者は，ソーブサン®などの止血作用が期待できる創傷被覆材を用いて，その上にガーゼを厚めに載せて医療用テープで固定するようにしている．そして，術後の疼痛に関しても配慮が必要である．局所麻酔薬のリドカインは，エピネフリンが添加されていない場合，浸潤麻酔の効果が切れ

るまでの時間が驚くほど短い．そのことをあらかじめ伝えておき，頓用の経口鎮痛薬を処方しておくことが，患者の不安や苦痛を軽減するためにも重要となる．爪母温存爪甲側縁楔状切除術による治療後は，日を追うごとに痛みは改善し，爪甲の刺入によって生じていた炎症は終息に向かい，創傷の治癒も速やかに進む．側爪郭の炎症が治まり，徐々に遠位側に移動してくる爪甲側縁の切除断端に爪棘が残存していなければ，再度刺入するリスクは低くなる（図 3）．

　なお，日常診療でしばしば遭遇するのは深爪や爪欠けがきっかけとなって生じた陥入爪であり，発症初期の軽症例であれば，爪甲側縁の遠位端に形成された爪棘を含めて楔状に小さく切除することで問題は解決することが多く，局所麻酔も不要である（図 4）．一方，陥入爪が慢性化すると，側爪郭の皮膚が線維化して硬く肥厚してしまい，爪甲側縁の刺入を解除するだけでは短期間に再発することが多いため，肥厚した側爪郭の切除も行う必要がある（図 5）．

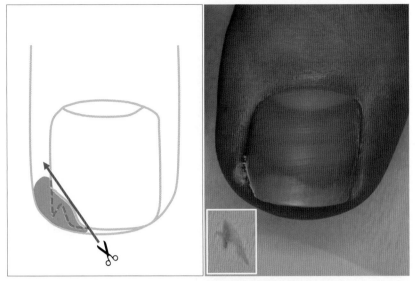

図 4. 深爪などでできた爪棘による軽症の陥入爪の場合　a|b
a：赤矢印の方向に爪甲側縁遠位端を切除し，爪棘を除去する．
　その際，切除断端に新たな爪棘が残らないように注意する．
b：実際の処置例（左下の白枠内は除去された爪棘）

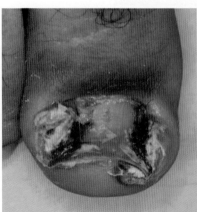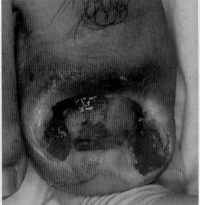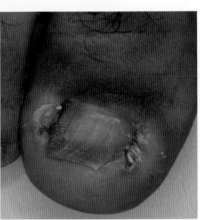

図 5. 側爪郭の線維化を伴う陥入爪の場合　a|b|c
a：術前
b：爪母温存爪甲側縁楔状切除術＋肥厚した側爪郭の切除
c：3 週後

レトロニキアに対する処置

　レトロニキアとは，外傷などを契機とした爪甲の脱落が不完全に終わり，すなわち爪母との連続性が破綻してはいるものの，爪床との密着が一部残存した爪甲が近位爪郭の直下にはまり込んだ状態が続き，それが爪母で新たに作られて伸長する爪甲によって上方に持ち上げられ，近位爪郭の腹側に陥入することによって発症する疾患であ

る[3]．発赤かつ腫脹した近位爪郭に強い痛みがみられるのが特徴で，肉芽の形成を伴うこともある（図6）．新しい爪甲に押し出されることによって近位爪郭の下から古い爪甲が脱出すれば，陥入した状態が解除されて炎症は治まるが，痛みによって日常生活に支障をきたしている場合には，爪甲の伸長を待つのではなく，陥入爪と同様に速効性のある治療が求められる．レトロニキアの病態を考えれば，近位爪郭の下にはまり込んだ古い爪甲

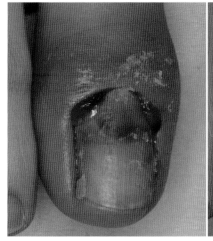
a．初診時

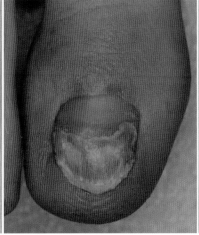
b．6か月後

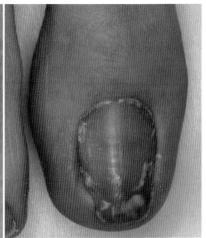
c．14か月後

図 6．レトロニキアの臨床経過

を除去してあげれば問題は解決するはずである（図7）[4]．少なくとも，近位爪郭の直下にある部分の爪甲さえ除去すれば痛みは劇的に改善し，炎症も速やかに治まっていくので，古い爪甲を全抜爪する必要はない（図8）．古い爪甲が一部であっても爪床と密着している状況であれば，自然に脱落するまではその状態を維持しておくことで爪甲の機能もある程度保たれるため，陥入している部分だけの除去で十分と思われる．

巻き爪に対する処置

　巻き爪の患者は，歩行時などに発生する痛みを主訴に来院することが多いが，痛みの原因は様々である．過度に彎曲した爪甲の側縁が皮膚に刺入して陥入爪を合併していることもあり，その場合には陥入爪に対する処置を優先して行い，皮膚の創傷を治癒させることが先決である．なお，爪甲側縁の，特に遠位側が皮膚を圧迫することによって痛みが生じているケースも多く，その場合には爪甲側縁遠位側の楔状切除（斜めカット）が症状軽減に非常に有効である（図9）．ただし，中途半端な切除によって切除断端に爪棘を残してしまわないように注意する必要がある．爪甲側縁と皮膚との間に角質塊が堆積し，それが非常に硬いこともあって，圧迫による痛みを引き起こしていることもあり，その場合にはゾンデなどの器具を用いて

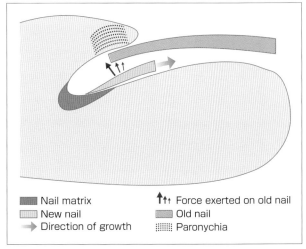

Nail matrix	Force exerted on old nail
New nail	Old nail
Direction of growth	Paronychia

図 7．レトロニキアの病態形成機序
（文献 4 より引用）

角質塊を除去し，角質溶解剝離作用のある尿素を含有する軟膏の外用を行うとよい（図10）．また，靴などによる機械的外力が慢性的に働くことで，彎曲した爪甲側縁に接する側爪郭の皮膚に胼胝が形成され，それが痛みの原因となっていることがあるが，その場合には皮膚キュレットなどを用いて余分な角質を削り取ることで痛みは改善し，さらには，尿素含有軟膏の外用もある程度有効である（図11）．

　巻き爪による自覚症状がなくても，巻き爪自体，すなわち，過度の彎曲を改善させたいと希望する患者もいるので，その場合には自由診療とし

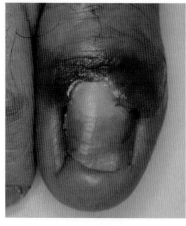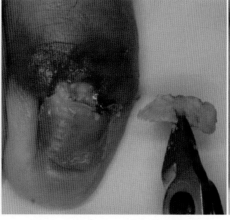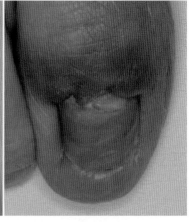

図 8. レトロニキアに対する処置　　　　　　　　　　　　a｜b｜c

a：処置前

b：近位爪郭の直下にはまり込んだ古い爪甲の一部のみを除去

c：1 週後

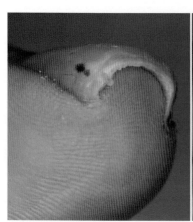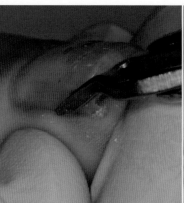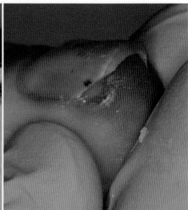

図 9. 爪甲側縁遠位側の楔状切除（斜めカット）

切除断端に爪棘を残さないように注意しながら，皮膚を圧迫している爪甲側縁の遠位側を楔状に切除する.

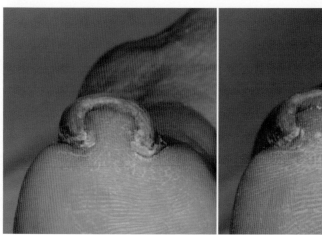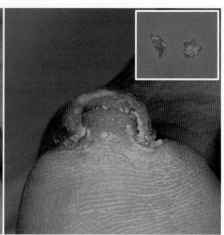

図 10. 爪甲側縁と皮膚との間に堆積した角質塊の除去　　　a｜b

a：硬い角質塊が挟まっている.

b：ゾンデで掻き出すようにして角質塊を除去（右上の白枠内は
　　除去された角質塊）

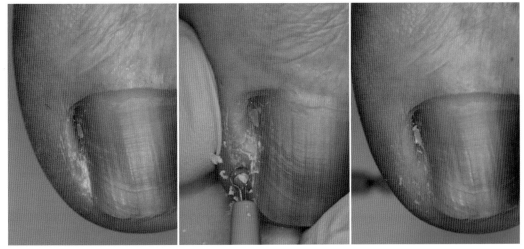

図 11. 側爪郭に形成された胼胝に対する処置
皮膚キュレットを用いて，胼胝となった余分な角質を削り取る．

て矯正治療が行われるのが一般的である．様々な矯正具が販売されており，それぞれに一長一短があることから，巻き爪の形状や施術者の好みによって選択されているのが現状である．2019年に登場した「巻き爪マイスター®」は，爪甲の側縁にフックを固定するタイプのもので，コイルばねに内蔵された超弾性合金ワイヤが矯正力を発揮するのが特徴で，簡便性と安全性に配慮された製品である(図12)[5]．複雑な形状の巻き爪にも装着でき，彎曲の程度に応じてバランスよく矯正力が爪甲に作用するため，自然に近い形状に矯正される．ただし，中年以降の巻き爪の主な原因は変形性関節症に伴う末節骨の変形であるため，末節骨に生じた骨棘を外科的に除去せずに，爪甲をターゲットとした矯正治療のみでは再発することが多い[6]．

爪白癬に対する処置

近年，爪白癬の治療の選択肢が増えたことにより，重症度や患者背景に応じて外用療法と内服療法とを使い分けて治療を行うことが可能となった．爪白癬治療の成功の大きな鍵を握るのは，外用薬と経口薬いずれの場合も，抗真菌活性のある有効成分が白癬菌の寄生部位まできちんと到達できるかどうかである．爪白癬に適応のある外用抗真菌薬は，爪甲表面に塗布した場合，爪甲への優れた透過性によって爪甲に寄生する白癬菌を死滅

させることが期待される．しかし，爪甲が厚い場合や，爪甲内に菌塊とともに空洞が形成されている場合(いわゆる dermatophytoma に相当)には，有効成分が十分に到達できない部分を生じる可能性がある．また，爪白癬が進行すると爪甲剝離を生じるが，爪甲との密着，すなわち連続性が破綻して角質増殖をきたした爪床には，外用抗真菌薬の有効成分が到達しにくくなることは想像に難くない．したがって，外用抗真菌薬が到達しにくい部分を極力減らしさえすれば，外用療法が成功する可能性が高まると考えられることから，筆者は爪甲除去を積極的に行うようにしている．爪甲除去とは抜爪のことではなく，剝離した部分と白濁した部分の爪甲をできるだけ切除または削り取ってしまうことである(図13, 14)．さらに，爪甲下に堆積する角質をゾンデや鑷子などを用いて掻き出すようにして除去すれば，爪床に寄生する白癬菌の量を減らすことにもつながる．これらの処置を行ったうえで，爪白癬に適応のある外用抗真菌薬を使用すれば，有効成分が白癬菌に到達できないことによる無効例を大幅に減らすことができると考えられる．なお，内服療法の場合も，爪母や爪床から爪甲へと浸透していく有効成分が白癬菌の寄生部位全体に到達できるように，浸透しにくい部分を減らすことを目的とした爪甲除去は有用と考えられる．

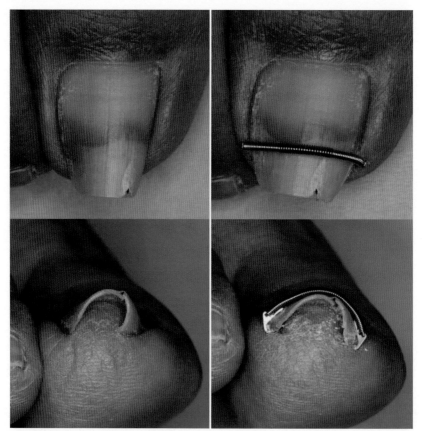

図 12. 巻き爪マイスター® を用いた矯正治療
爪甲の側縁にフックを固定するため，爪甲が短めであったり，爪甲遊離縁に亀裂が
入っていたりする場合でも，簡便かつ安全に装着することが可能である．

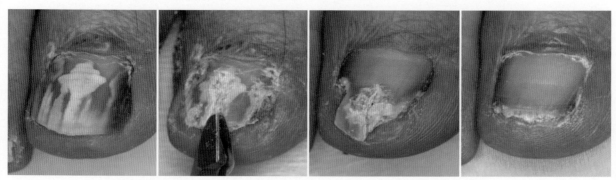

図 13. 爪白癬に対する爪甲除去（ニッパーによる処置）　

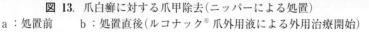

　　a：処置前　　　　b：処置直後（ルコナック® 爪外用液による外用治療開始）
　　c：11 週後　　　d：25 週後

爪甲剥離を伴う疾患に対する処置

　爪乾癬などの炎症性爪疾患では，爪床の皮膚に炎症が起こると，爪甲との密着が破綻して爪甲剥離の状態になることが多い[7]．その場合，治療の

ターゲットは爪甲ではなく爪床の皮膚ということになるが，ステロイドなどの外用薬を用いるのであれば，薬剤が浸透しにくい爪甲の上に塗布したり，爪甲と皮膚との間から塗布したりするよりも，爪床の皮膚に直接塗布するほうが合理的かつ

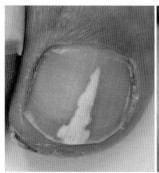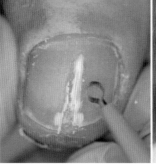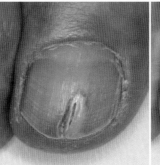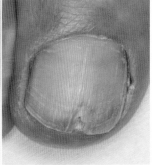

a│b│c│d **図 14.** 爪白癬に対する爪甲除去（皮膚キュレットによる処置）
a：処置前　　　b：処置直後（クレナフィン®爪外用液による外用治療開始）
c：11 週後　　d：17 週後

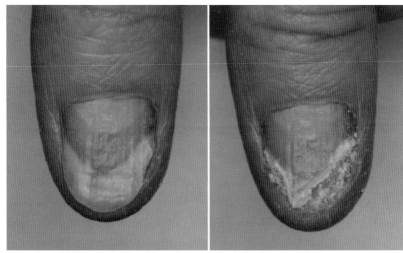

図 15. 爪甲剝離に対する爪甲除去（爪乾癬の場合）
炎症性爪疾患では，剝離した部分の爪甲を除去し，爪床の皮膚に直接
外用剤を塗布するのが望ましい．

効率的と考えられる．したがって，爪甲剝離を伴う炎症性爪疾患では，剝離した部分の爪甲は除去し，爪床の皮膚を露出させてから外用療法を行うようにするとよい（図 15）．また，剝離した爪甲の下では，緑膿菌の増殖によるグリーンネイルなどの二次的なトラブルを引き起こすこともあるため，剝離した部分の爪甲はできるだけ除去しておくことが望ましい（図 16）．

爪甲鉤彎症に対する処置

爪甲鉤彎症は，特に高齢者においてしばしば見かける爪甲の異常であり，爪甲が爪床と密着せずに方向性を失って伸長し，鉤や山羊の角のように著しく変形してしまうものである．醜悪な爪甲の

外観に対する悩みもさることながら，変形した爪甲が靴などで圧迫されると痛みや不快感を生じさせたり，近傍の（場合によっては他趾の）皮膚を損傷して潰瘍を形成したり，ほとんど伸長しない爪甲は真菌感染の温床となる可能性があるなど，多くのトラブルの元になる．爪甲鉤彎症は，爪甲が作られる爪母の異常ではなく，爪郭などの皮膚の隆起や肥厚，あるいは末節骨などの変形といった爪甲の周囲環境の異常によるものなので，それら全てを解決して正常な爪甲に戻すことは現実的ではない．しかし，著しく変形した爪甲は，もはや爪甲としての役割や機能を失っている状態であり，靴などの圧迫による痛みやその他のトラブルを引き起こしている場合には，積極的に爪甲除去

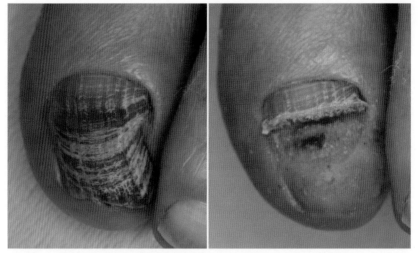

図 16. 爪甲剝離に対する爪甲除去（グリーンネイルの場合）
剝離した爪甲の下は湿度が高く，不潔になりやすいため，感染症の予防のためにも
除去しておくことが望ましい．

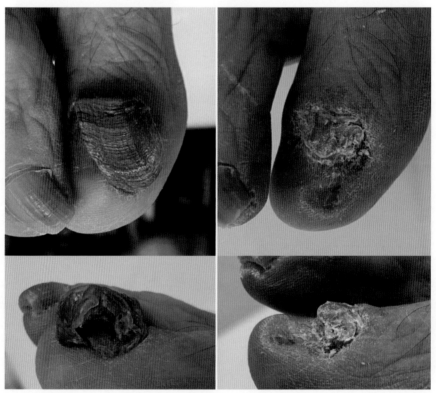

図 17. 爪甲鉤彎症に対する爪甲除去
爪床から剝離して厚く鉤のような形状となった爪甲を除去することで，
靴などの圧迫による痛みや，その他の二次的なトラブルは少なくなる．

を行うべきと考えられる（図 17）．

Distal nail embedding に対する処置

Distal nail embedding とは，爪下皮と呼ばれる

爪床遠位側に連続する部分の皮膚の肥厚かつ隆起
が障壁となり，爪甲遠位端の伸長が阻まれてし
まっている状態のことを指し，外傷などによる爪
甲の完全脱落に引き続いて生じることが多い．歩

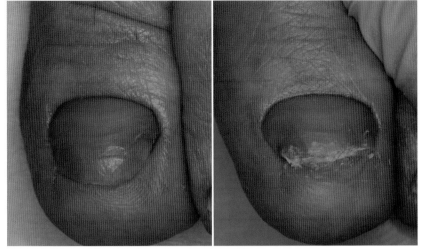

図 18. Distal nail embedding に対する爪甲除去
隆起した爪下皮と爪甲との間にスペースを作るために，爪甲の遠位端を
無理のない範囲で（爪床と密着していない部分のみ）除去する.

行時に荷重がかかりやすい母趾では，趾腹から伝わる力を受け止める爪甲が脱落した状況が続くと，爪下皮を含めた趾尖部の皮膚が徐々に上方に持ち上がりやすくなるために，distal nail embedding は母趾に好発する. Distal nail embedding の状態に陥ると，伸長が阻まれて厚くなった爪甲が隆起した爪下皮を圧迫して痛みを引き起こすことがある. また，自覚症状がない場合でも，distal nail embedding を放置していると，作られても伸びていけない爪甲は爪床と密着した状態に耐えきれずに剝離し，いずれ爪甲鉤彎症になる可能性がある. したがって，distal nail embedding では，爪甲の遠位端と隆起した爪下皮との間にスペースを作るための爪甲除去によって，圧迫による痛みは消失し，爪甲も伸びることができるようになる（図18）. 定期的な爪甲除去を行いながら母趾への荷重をできるだけ避けてもらうことによって，爪甲遠位端が爪床との密着を保ちつつ隆起した爪下皮を乗り越えることができれば，distal nail embedding の状態が解除されて正常な爪甲に戻ることもある. しかし，隆起した爪下皮の下に末節骨遠位端の骨棘を伴うケースでは難治であり，外科的治療も選択肢の1つとなる[8].

おわりに

本稿で取り上げたもの以外にも，様々な爪疾患に対して様々な処置が行われ，施術者の工夫やアイデアによって改良が重ねられて進化してきたものも少なくない. 爪疾患による痛みに苦しんで来院した患者が，診察室を出るときには笑顔を取り戻している姿をみるたびに，皮膚科医による熟練した処置が爪疾患の診療における必殺技であることを実感する. しかし，様々な爪疾患に対して行われる基本的な処置である「爪甲除去（麻酔を要しないもの）」は，診療報酬点数として 60 点（令和 2年度）しか算定できず，必殺技であるにもかかわらず悲しい限りである. しかも，一般病床が 200床以上の保険医療機関では，再診時に算定する 74点（同上）の「外来診療料」に含まれてしまい，別に算定することができないのが現状である.

文　献

1) 齋藤昌孝：爪母温存爪甲側縁楔状切除術. 足爪治療マスター BOOK（高山かおる，齋藤昌孝，山口健一編），全日本病院出版会，pp. 170-173, 2020.
2) 齋藤昌孝：ウイングブロックによる爪部の局所麻酔. 足爪治療マスター BOOK（高山かおる，齋藤

昌孝，山口健一編），全日本病院出版会，pp. 97-101，2020.

3) de Berker DA, et al：Retronychia：Proximal ingrowing of the nail plate. *J Am Acad Dermatol*, **58**：978-983, 2008.

4) Dahdah MJ, et al：Retronychia：Report of two cases. *J Am Acad Dermatol*, **58**：1051-1053, 2008.

5) 齋藤昌孝：巻き爪マイスター®. 足爪治療マスターBOOK（高山かおる，齋藤昌孝，山口健一編），全日本病院出版会，pp. 132-137，2020.

6) 齋藤昌孝，崎山とも，佐藤美聡：【さまざまな角度からとらえる爪疾患の多角的アプローチ】巻き爪の病態に基づいた治療の考え方. *MB Derma*, **258**：47-57，2017.

7) 齋藤昌孝：爪乾癬と爪扁平苔癬の診断と治療のコツ．日皮会誌，**130**(10)：2199-2208，2020.

8) Dabrowski M, Litowinska A, Gieslak J：Efficacy of a tip of the big toe remodeling in the distal nail embedding with bone overgrowth of the distal phalanx. *Ann Med Surg*(Lond), **58**：160-166, 2020.

MB Derma, 311：67-72, 2021.

◆特集／皮膚科処置 基本の「キ」

疣贅，鶏眼に対する処置

清水　晶*

Key words：ウイルス性疣贅(viral wart)，鶏眼(clavus)，尖圭コンジローマ(condyloma acuminatum)，伝染性軟属腫(molluscum contagiosum)，尋常性疣贅診療ガイドライン

Abstract 疣贅と鶏眼はありふれた疾患であるが，ときに治療に難渋することがある．特に足底疣贅と鶏眼を正しく鑑別することは，治療法も異なるため重要である．本稿では両者の処置について主に解説したい．また，尖圭コンジローマと伝染性軟属腫に対する処置についても併せて解説する．これらは日常診療でよくみる疾患であり，生活指導や正しい靴の選び方なども重要である．

はじめに

疣贅と鶏眼はありふれた疾患であるが難治例もあり，治療法は多岐に及ぶ．その多くは保険適用外であり習熟する必要がある．特に若手皮膚科医に向けてそれぞれの治療法につき解説する．疣贅，鶏眼ともに角質除去が重要であり，安全かつ迅速に行えるようになるのがポイントである．

疣贅とは

疣贅は表皮細胞のヒト乳頭腫ウイルス(human papillomavirus；HPV)感染により生じ，臨床的特徴によって扁平疣贅，尖圭コンジローマなどに分類される．Common disease の代表であるが，現在までにウイルス特異的な治療法はなく，感染皮膚を物理的，化学的に破壊して治療する方法が一般的である．多数の治療選択肢があるが，疣贅独特の治療法が多い．これまでも海外では以前から

疣贅治療ガイドラインが発表されていたが[1]，最近本邦でも尋常性疣贅診療ガイドライン 2019 が出版され，エビデンスに基づいた治療選択が可能となった[2]．尋常性疣贅の治療はフローチャートに沿って解説され使用しやすい(図1)．

疣贅には多くの臨床型があり，簡単に解説する．

1．尋常性疣贅

主として手足に生じる角化性結節で，HPV-2/27/57 感染症で生じる．足底ではモザイク疣贅となることもある．顔面で外方性に増殖するものは糸状疣贅と称する．病理組織学的には角層肥厚，乳頭腫症があり，表皮顆粒層では細胞質が空胞状で粗大なケラトヒアリン顆粒が目立つ．鶏眼，胼胝との鑑別には点状出血の存在が重要であり，治癒判定の目安にもなる(図2)．

2．ミルメシア

小児の足底に生じることの多い HPV-1 感染症であり，疼痛を伴うことがある．中心が深く陥凹する蟻塚様の結節である．病理組織学的には表皮肥厚があり，表皮突起は内方に収束傾向を示し，好酸性顆粒状細胞質内封入体がある．

3．扁平疣贅

主として HPV-3/10 感染症で，顔面，手背，前腕に多い．扁平疣贅は扁平に隆起した正常皮膚色

* Akira SHIMIZU，〒371-8511 前橋市昭和町 3-39-22　群馬大学大学院医学系研究科皮膚科学，講師
（2021年4月より，〒920-0265 石川県河北郡内灘町大学 1-3　金沢医科大学皮膚科学講座，教授）

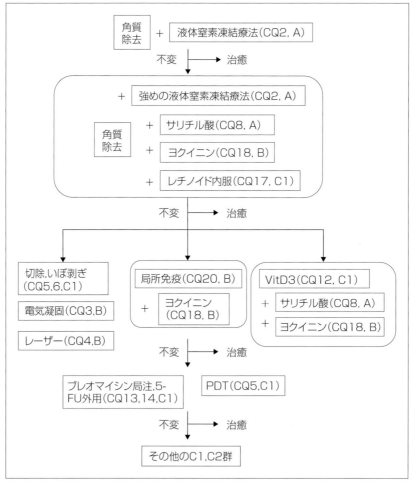

図 1. 尋常性疣贅治療法選択のためのフローチャート（文献 2 より引用）
図は尋常性疣贅治療用. 他に足底疣贅など疣贅のタイプにより異なるフローチャートを掲載している. 詳しくはガイドラインを参照されたい.

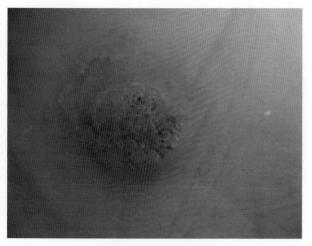

図 2. 尋常性疣贅
点状出血が確認できる.

から褐色の結節であり，融合傾向を呈する. 搔破による自家接種により線状に配列することも多い. 免疫不全状態では非典型的な臨床像を呈し注意を要する. 病理組織学的には, basket-weave な角質増殖と表皮肥厚があり，表皮顆粒層では細胞質が空胞状となる. 免疫反応により自然消褪し，痒みや発赤とともに一斉に治癒することがある.

4．多発性疣贅（generalized verrucosis）

後天性免疫不全や遺伝性疾患を基盤とし，全身的な免疫不全症の皮膚症状として出現する. HIV 感染のほか，疣贅状表皮発育異常症，GATA2 欠損症などが報告されているが，いずれも難治である.

疣贅の治療

疣贅の治療は多種多様である．以下に一般的に行われている治療方法を挙げる．

基本的に保険適用の治療から開始され，数か月程度で反応が乏しいときは治療法の変更を検討したほうがよい．尋常性疣贅で難治である場合，液体窒素療法，サリチル酸外用，ヨクイニン内服などを単独，あるいは組み合わせて治療を開始し，難治例は各施設で可能な活性型ビタミン D_3 軟膏，グルタルアルデヒド，レーザー治療，モノクロロ酢酸，局所免疫療法，レチノイド内服，いぼ剥ぎ法などが試みられる．特に難治の場合は保険適用外の治療も考慮するが，副作用の報告も多く，慎重なインフォームドコンセントを要する．各施設における倫理委員会の承認も検討する必要がある．今回は特に尋常性疣贅に対する処置について解説する．

1．液体窒素凍結療法（保険点数：いぼ等冷凍凝固法3か所以下210点，4か所以上270点）

作用機序として，組織破壊とそれに続く免疫的機序が考えられる．一部を治療することにより他の病変も治癒することがある．液体窒素を綿球に含ませ，病変部に圧抵する．圧抵時間は通常5秒5回程度であるが，疣贅全体が凍結し白色化するのを目安とし，部位，疣贅の大きさにより適宜増減する．凍結効果を上げるため，液体窒素圧抵前に角質除去を行う場合がある．ほかにスプレー法や液体窒素で冷却した鑷子でつまむ方法などがある．術後の疼痛，水疱形成，ドーナツ疣贅の形成などが問題となる．なお，顔面の扁平疣贅では色素沈着が目立つことがあり，液体窒素凍結療法は注意を要する．

2．サリチル酸外用

角質軟化作用，免疫賦活作用がある．50％サリチル酸絆創膏（スピール膏）は疣贅の角質剥離に対し保険適用がある．疣贅の形に合わせて切り，2〜5日使用後（あるいは1日1回入浴後），浸軟した角質を除去する．剥がれないように絆創膏で固定する．液体窒素凍結療法，活性型ビタミン D_3 外用療法なども併用する．疣贅周囲の正常皮膚がダメージを受けると疣贅が拡大することもあるので注意する．

3．活性型ビタミン D_3 外用

活性型ビタミン D_3 軟膏と絆創膏による半日〜1日の密封包帯法（ODT），また，サリチル酸絆創膏（スピール膏）併用での有効性が報告されている．

4．外科的切除

足底疣贅や即効的治療が要求されるような場合に候補となる．術後瘢痕，疼痛に注意を要する．局所麻酔下で眼科用剪刀などを用いて疣贅組織を剥離除去する「いぼ剥ぎ法」も報告されている．

5．電気焼灼（保険点数：いぼ焼灼法3か所以下210点，4か所以上260点）

疣贅組織を熱で破壊する方法である．他の治療が無効の場合や即効性が求められる場合などに考慮する．

6．レーザー療法

炭酸ガスレーザー，短パルス色素レーザー，ロングパルス色素レーザー，ロングパルス Nd:YAG レーザーなどが使用される．組織の蒸散や疣贅の栄養血管の破壊が生じる．

7．モノクロロ酢酸外用

モノクロロ酢酸の外用により，疣贅を化学的に除去する．単純塗布と，塗布した後にスピール膏を貼付する方法が報告されている．腐食作用が強く注意を要する．

8．グルタルアルデヒド塗布法

医療機器の消毒にも使用される薬品である．接触アレルギーや皮膚潰瘍形成の報告があり，注意を要する．塗布すると褐色変化が生じ，削りながら使用する．

9．局所免疫療法

Squaric acid dibutylester（SADBE）などで感作し，低濃度から開始し1〜2週間ごとに塗布する．疼痛はなく難治例，多発例には試みる価値はあるが，激しい接触皮膚炎などが生じる可能性があり注意を要する．

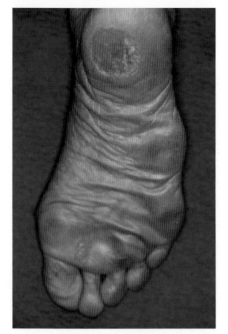

図 3. Werner 症候群
足底の多発する限局性の角化

*角質除去：後述する鶏眼に共通する．疣贅治療ガイドラインでも強調されているが，いずれの疣贅治療法においても角質除去は基本となる．疣贅のボリュームを減らし，治療効果を上げることが期待できる．

鶏眼と鑑別疾患

鶏眼は外力で生じ，三角錐のように内部に向

かって角質増殖するため疼痛を伴う．胼胝も同様の経過であるが，なだらかに盛り上がるため疼痛は少ない．鶏眼の診断自体は困難ではない．一部のウイルス性疣贅との鑑別が重要となる．鑑別の目安は点状出血である．特に小児で鶏眼が疑われる症例は，ウイルス性疣贅であることが多い．ただし，実臨床では鶏眼とウイルス性疣贅の鑑別が難しいこともある．正確には HPV タイピングが有効であるが，現状では現実的ではない．将来的には簡易的に HPV を検出できるキットなどがあれば，両者の鑑別に有用である．また，稀ではあるが足底に多数の鶏眼をみた場合は，Werner 症候群との鑑別を要する(図3)．掌蹠角化症においても著しい限局性の角化をきたし，鶏眼との鑑別を要する．最近，当科でもケラチン遺伝子に変異を有する focal palmoplantar keratoderma を経験した(図4)．

鶏眼に対する処置

鶏眼に対する処置は基本的に角質除去である(保険点数：鶏眼胼胝処置170点，月2回のみ算定)．筆者は基本的に，貝印の使い捨てカミソリを使用している．中心の目の部分まで慎重に削るようにしている(図5)．出血の可能性もあることか

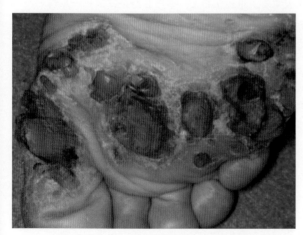

図 4. Focal palmoplantar keratoderma
足底に多発する限局した角化．一部は外方向性に隆起する．

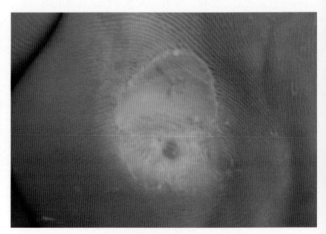

図 5. 鶏眼を角質除去した像
鶏眼の芯がみえる．

ら，初めは慎重に進めている．一度で取り切れないときはある程度控えめにしておき，2週間〜1か月程度で再診したときに再発を確認し，さらに削っている．鶏眼削りの際は，なるべく削る面を周辺から圧迫することで突き上げるようにし，周囲の健常皮膚を傷つけないようにする．初めは薄く削り，出血がないかを確認する．自分の指をカミソリで切らないよう，筆者はティッシュペーパーなどを数枚重ねて指周囲を保護している．筆者は研修医のとき，鶏眼削りを行っているときに，やや出血がみられるところまで切り込んだ際，勢いの余り自分の指を傷つけたことがある．それ以来，危険性があると感じられたときは角質除去を行う前に肝炎の有無などを確認することにしている．また，易出血を伴う薬剤内服もある程度確認しておくとよいかと思う．特に趾間，足趾側面の鶏眼は削りにくい．しっかりと周辺を保持し慎重に進める．鶏眼にスピール膏を使用する場合があるが，筆者はあまり使用しない．削りやすくなる利点はあるが，健常皮膚との境が不明瞭になり，ウイルス性疣贅との鑑別が難しいなどが理由である．非常に硬い鶏眼でも慎重に数層削り込むことで大概は除去できる．カミソリによる角質除去が難しいときは，局所麻酔下に切除する方法も紹介されている．筆者は経験がないが，難治例では有効であると思われる．また，特に糖尿病患者では感染を伴うこともあり，非常に強い疼痛を伴う場合は鶏眼，胼胝の下部に感染を伴っている可能性がある．これらは削るうちに排膿がみられることが多い．この場合は広めに角質除去を行ったうえで洗浄し，抗生剤を処方する．適切な抗生剤選択のために細菌培養を行うことも重要である．

最後に，外来では繰り返す鶏眼に対し対症的な治療のみ繰り返してしまうケースがある．よくみると足の変形や靴のサイズなどが気になるが，それ以上介入するのは難しい．筆者は，繰り返す難治例に対しては業者と相談し，足型を確認し鶏眼出現部分の負荷を減らすためのインソール作製を勧めている．明らかに重度の外反母趾など骨格の変形を伴う場合は，装具業者の出入りする整形外科に紹介するようにしているが，満足な結果は得られていない．最近，フットケアの分野では，セルフケア，正しい靴の選び方，関節の可動域に関する研究が進み，従来の角質除去主体の鶏眼治療も変化しつつある．高山は鶏眼，胼胝ができる理由として不自然な荷重分散，足のアーチ構造の崩れが多いとしている[3]．確かに外来でも特定の部位に鶏眼は生じやすい傾向があり，これらの情報を統合して，将来的には皮膚科，整形外科，糖尿病などの内科的疾患，インソール・靴の専門家などが協力して難治性の鶏眼治療を行う体制が構築されると思われる．足底荷重部位を知るための足型の作製は皮膚科外来でも可能であり，今後は外来診療に生かせるのではないかと考えている．これらの詳細については最近のフットケア関連の文献で解説されており，参照されたい．

尖圭コンジローマと伝染性軟属腫

最後に尖圭コンジローマと伝染性軟属腫（水いぼ）の処置についても簡単に解説する．

1．尖圭コンジローマ

治療法としてイミキモド5％クリーム外用，液体窒素凍結療法，電気焼灼などが挙げられ，患者の基礎疾患，年齢，発症部位などを参考に選択する．治療後は再発にも注意し，最低3か月は経過観察を行う．多くの場合，性感染症であり，パートナーも含めた診療が大切である．

2．伝染性軟属腫（水いぼ）

伝染性軟属腫は，伝染性軟属腫ウイルスによる皮膚感染症であり伝染性軟属腫の俗称である．幼少児に好発する．伝染性軟属腫の自然治癒は以前から知られているが[4]，自然治癒を待つのは時間がかかり，感染予防の観点からも攝子でつまみとることが多い（保険点数：軟属腫摘除10か所未満120点，10か所以上30か所未満220点，30か所以上350点）．疼痛を伴うため，処置前に局所麻酔薬入りテープを使用することがある．摘除した部分は軽度の出血があり，抗生物質含有軟膏処置や

絆創膏で抑える．ドライスキンやアトピー性皮膚炎など，バリア機能が破綻した状態を改善するためにスキンケアを行う．成人例では免疫不全状態の有無に注意するようにしている．

文　献

1) Sterling JC, Gibbs S, Haque Hussain SS, et al：British Association of Dermatologists' guidelines for the management of cutaneous warts 2014. *Br J Dermatol*, **171**：696-712, 2014.

2) 渡辺大輔，五十嵐敦之，江川清文ほか：尋常性疣贅診療ガイドライン 2019（第 1 版）．日皮会誌，**129**：1265-1292，2019.

3) 高山かおる【皮膚科女性外来の実践】女性の足，爪のトラブルの原因と対策．*MB Derma*，**273**：49-59，2018.

4) 竹村　司，大熊一朝，高田仁康ほか：伝染性軟属腫の自然治癒．皮膚病診療，**5**：668-670，1983.

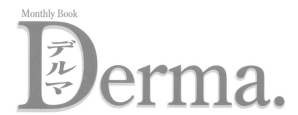

Monthly Book

好 評

No.288

実践！皮膚外科小手術・皮弁術アトラス

2019 年 10 月増大号
編集企画：田村　敦志（伊勢崎市民病院主任診療部長）
定価 5,280 円（本体 4,800 円＋税）　B5 判　182 ページ

弊社ホームページへのリンクはこちら！
目次、キーポイントもご覧いただけます！

皮膚外科のエキスパートが注意点とコツを余すことなく解説！

部位ごとの注意点、疾患の病態、患者の希望を加味した治療を行うための要点をまとめ、デザインや手術手技のコツ、合併症を避けるための工夫などを、皮膚外科のエキスパートがわかりやすく解説。基礎から応用までビジュアルで学べる、皮膚外科を行うすべての医師にご覧いただきたい一書です。

▶ CONTENTS ━━━━━━━━━━

・手術用手袋の選択と術野の消毒
・皮膚小手術の基本手技
　（局所麻酔，皮膚切開，縫合）
・切開の方向をどう選ぶか
・膿瘍，炎症性粉瘤に対する切開術
・顔面小腫瘍に対する皮膚外科治療
・掌蹠の小腫瘍の切除法
・被髪頭部の小腫瘍の切除法
・難治性疣贅に対するいぼ剝ぎ法の効果と実際
・爪疾患の小手術
・多発性腫瘍の扱い方
・臨床的にケラトアカントーマを疑う病変に対する
　実際の対処法
・病変の大きさによる切除法・再建術の選択
　─頭頸部を中心に─
・顔面の小手術でよく使う皮弁
・眼瞼腫瘍の切除法と皮弁術
・外鼻の腫瘍の切除法と皮弁術
　─植皮術との対比を含めて─
・口唇腫瘍の切除法と皮弁術
・耳介腫瘍の切除法と皮弁術
・前額部・側頭部皮膚腫瘍の切除と皮弁術
・Z-plasty，W-plasty の意義とその使い方
・見てわかる多彩な皮弁術の術前・術後

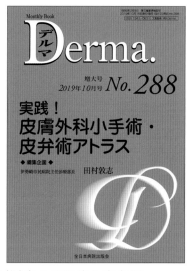

（株）全日本病院出版会　www.zenniti.com

〒 113-0033　東京都文京区本郷 3-16-4　　電話（03）5689-5989　　FAX（03）5689-8030

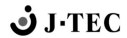

J·TEC

J -TEC

Autologous

Cultured

Epidermis

重症熱傷、先天性巨大色素性母斑
栄養障害型表皮水疱症 および
接合部型表皮水疱症の治療に貢献する、
日本初の再生医療製品。

ジェイス®

自家培養表皮
指定再生医療等製品

ジェイス®は、動物由来の原料（ウシ血清、マウス由来細胞及びブタ膵臓由来
トリプシン）を用いて製造しています。安全性確保のためにウイルス試験等を
実施していますが、動物由来原材料を使用していることに起因する感染症の危
険性を完全に排除できないことから、本品は疾病の治療上の必要性を検討の上
必要最小限の使用にとどめてください。

ジェイス®は、患者自身の皮膚組織を採取し、分離した表皮細胞を培養
シート状に形成して患者自身に使用する「自家培養表皮」です。

【効能、効果又は性能】

【重症熱傷】

自家植皮のための恵皮面積が確保できない重篤な広範囲熱傷で、かつ
受傷面積として深達性Ⅱ度熱傷創及びⅢ度熱傷創の合計面積が体表面
の30%以上の熱傷を適応対象としています。
表皮細胞シートは、Ⅲ度熱傷創において、再構築された真皮に適用し
創を閉鎖することを目的とします。真皮の再構築は、原則として同種
膚移植によって行ってください。
なお、深達性Ⅱ度熱傷創への使用は、Ⅲ度熱傷と深達性Ⅱ度熱傷が混
し、分けて治療することが困難な場合に限ります。

【先天性巨大色素性母斑】

表皮細胞シートは、先天性巨大色素性母斑を切除した後の創部に適用
創を閉鎖することを目的とします。

【栄養障害型表皮水疱症および接合部型表皮水疱症】

難治性又は再発性のびらん・潰瘍を有する栄養障害型又は接合部型表
水疱症の患者を適応対象としています。表皮細胞シートは、難治性又
再発性のびらん・潰瘍部に適用し、上皮化させることを目的とします

医療従事者専用	ジェイスに関するお問合わせは

TEL: 0533-67-3682
受付時間：9:00〜17:00

ジェイス 承認番号　21900FZX00039001
承認年月日　2007年10月29日
一般的名称　ヒト（自己）表皮由来細胞シート
類別　ヒト細胞加工製品 01 ヒト体細胞加工製品

保険適用　特定保険医療材料

● 効能、効果又は性能、警告、禁忌・禁止を含む使用上の注意等の詳細につきましては、製品添付文書等をご参照下さ

製造販売元 株式会社ジャパン・ティッシュ・エンジニアリング　**http://www.jpte.co.jp**

ジェイス®の使用に関する情報、安全性に関する最新の情報は、ホームページでご確認ください。

<2020年7月作成>

MB Derma, 311：75-82, 2021.

◆特集／皮膚科処置 基本の「キ」

熱傷に対する処置

菅　崇暢*

Key words：熱傷（burn），焼痂切開（escharotomy），外用薬（topical preparation），創傷被覆材（wound dressing material），デブリードマン（debridement），植皮術（skin grafting）

Abstract　熱傷の局所処置は治療の基本であり，保存的加療から外科的な治療も含む．不適切な処置は感染の併発，創傷治癒遅延を引き起こすため，熱傷創部の状態を適切に見極めて治療を選択する必要がある．熱傷範囲，深度により適切な外用薬や創傷被覆材で被覆する．感染を伴わない小水疱は biological dressing として温存する場合もある．四肢の全周性，躯幹の広範囲に及ぶ深達性Ⅱ度熱傷，Ⅲ度熱傷では末梢循環障害，呼吸運動障害の予防のため焼痂切開を考慮する．受傷初期には熱傷深度の見極めが難しいことがあり，慎重に判断する必要があるが，深達性Ⅱ度熱傷，Ⅲ度熱傷ではデブリードマンと植皮術を考慮する．創面を観察し，きめ細やかな処置を行ううえで皮膚科医の役割は大きい．

はじめに

　熱傷は，軽症例から手術，入院治療を要する重症例までその重症度は患者ごとに様々であるが，熱傷の局所処置はどの重症度の熱傷治療においても基本かつ重要である．熱傷に対する局所処置には保存的治療から外科的治療を含み，その治療により創傷治癒の促進，疼痛の軽減，感染予防などをはかる[1]．熱傷の原因，重症度，経過，受傷からの期間によって熱傷創面の局所処置方法を選択するが，熱傷深度に関しては受傷早期での判定が困難なことがあるため，特に注意が必要である．また，受傷部位によって熱傷処置の方法に工夫が必要である．本稿では，熱傷の局所処置の要点について概説する．

熱傷処置の点数について

　熱傷処置の令和2年度の診療報酬点数の詳細は省略するが，注意点としては，熱傷処置として算定できるのは初回の処置から2か月であり，その後は創傷処置として算定することと，$100\ cm^2$未満のⅠ度熱傷のみでは算定できないが，それ以上の範囲であればⅠ度熱傷のみでも算定できることである．詳細は出版社が発行している書籍をご参照いただきたい．

熱傷創部の局所洗浄，冷却

　熱傷の受傷直後の応急処置として，熱傷創部を水道水などの流水で5〜30分程度冷却することで，疼痛の軽減と熱傷深度の進行を予防する．汚染された創面は感染を起こすリスクが高いため，十分な洗浄が必要である．熱傷が広範囲の場合や小児の場合は低体温となり得るため，過度な冷却は避ける．また，手指の熱傷においては浮腫，腫脹に備えて指輪などは外しておく．

　化学熱傷の際は大量の水での十分な洗浄が必要であり，15分以上の洗浄時間が推奨されている[2]．

　受傷の翌日以降の処置時には，生理食塩水もしくは水道水で創部を洗浄する．熱傷温浴療法は，入院中の体表面積の30%以上の広範囲熱傷患者の場合，受傷後60日以内に限って1日につき

* Takanobu KAN，〒734-8551 広島市南区霞1-2-3 広島大学大学院医系科学研究科皮膚科学，診療講師

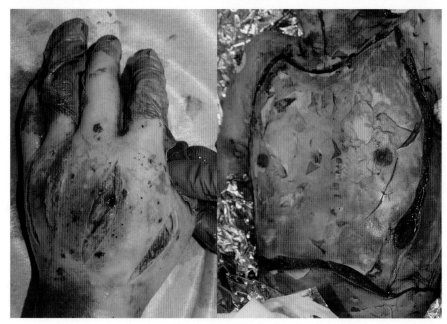

図 1. 焼痂切開の例

1,740点を算定できる．しかし，シャワーなどの共用設備の使用がMRSA，多剤耐性菌，カンジダなどによる感染の誘因となることがあるため，受傷早期には行わないことが推奨される[3]．

水疱蓋の除去

Ⅱ度熱傷では創部に水疱が形成されるが，経過中にその水疱蓋を除去するかどうかについては意見が分かれるところである．水疱蓋を温存する目的としては，水疱内容物による創傷治癒促進，創部の保護，疼痛の緩和が挙げられる．一方で創傷治癒に悪影響を与える可能性が考えられるとき，熱傷深度の判定が必要なとき，一部破綻した水疱において感染が危惧されるとき，緊満性の水疱で水疱底の圧迫が懸念されるときなどには水疱蓋を除去する．水疱の大きさの観点では，小水疱は温存し，破綻しそうな大きめの水疱は水疱蓋を切除するのがよいとされる[4]．しかし，水疱蓋の除去は感染の危険性や創傷治癒，疼痛の観点からも慎重に検討する必要がある．

消毒について

消毒の使用についても議論が分かれるところであるが，創部の感染予防には生理食塩水や水道水での十分な洗浄が基本である．消毒薬は接触皮膚炎を起こす可能性と創傷治癒を遅らせる危険性がある．一方，創面周囲の発赤，疼痛の悪化，滲出液の増加，悪臭など明らかに感染を併発していると考えられる場合，創面の汚染が強い場合にはクロルヘキシジンやポビドンヨードを用いることもある．日本皮膚科学会のガイドライン[2]では，「感染の起因菌や各薬剤の抗菌スペクトルと創の状態とを合わせて検討し，消毒を行うことを選択肢の1つとして提案する」とされている．

焼痂切開

四肢の全周性もしくは全周性に近い深達性Ⅱ度熱傷，Ⅲ度熱傷では皮膚の弾性の喪失と浮腫により末梢循環障害を引き起こし，躯幹においては呼吸運動に支障をきたす可能性があるため，焼痂切開を行うことがある（図1）．焼痂切開は緊張を解除するために十分な深さでの切開が必要であるが，重要な血管や神経などの深部組織に注意して行う[5]（図2-a）．手背では伸筋腱が露出しないように指間を切開する（図2-b）．手指では伸筋腱と神経血管束の間を切開するが，対立運動の障害とならないように母指は橈側，その他の指は尺側を切開する報告[6]とその逆の報告[5]があるが，筆者は前

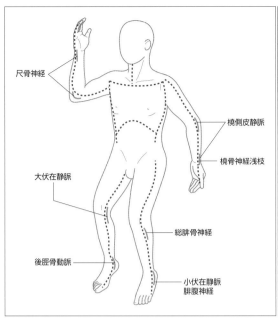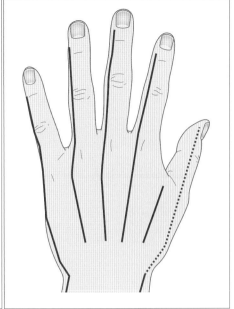

a | b

図 2.
a：躯幹，四肢の焼痂切開のシェーマ（文献 5 を参考に作成，一部改変）
b：手の焼痂切開のシェーマ（点線は掌側の切開を示す）

者の方法で行っている．

外用薬

外用薬は熱傷創部の部位，深達度，滲出液の量，壊死組織の有無，感染徴候の有無，肉芽形成の状態，疼痛の有無などを観察し，適切に選択しなければならない．そのためには外用薬の基剤の特性を知っておく必要があり，大きく分けて油脂性基剤，乳剤性基剤，水溶性基剤がある．

1．基剤について

a）油脂性基剤

創部の湿潤環境維持，創部保護作用があり，白色ワセリンや抗生物質軟膏，プロスタグランジンE_1軟膏などが該当する．

b）乳剤性基剤

創面への浸透性が高く，スルファジアジン銀クリームが代表的である．スルファジアジン銀クリームは抗菌作用を有するが，創面への刺激感が問題となることがあり，創面の保護効果も乏しいため受傷早期のびらん面には好ましくない[1]．

c）水溶性基剤

吸湿性が高いため，滲出液が多い創面，浮腫性の肉芽がみられる創面に適しており，マクロゴール軟膏やブクラデシン Na 軟膏が該当する．刺激感を生じることがあるため注意が必要である．

2．深度別の外用療法

a）Ⅰ度熱傷

油脂性基剤の外用薬で処置を行うが，抗炎症作用を期待してステロイド軟膏を用いることもある．特に顔面では受傷初期にステロイド軟膏で開放療法を行うことも多い．

b）Ⅱ度熱傷

Ⅱ度熱傷では油脂性基剤の外用薬を用い，トラフェルミン製剤の併用を考慮する[2][3]．深達性Ⅱ度熱傷で壊死組織を伴う潰瘍となった際には，壊死組織除去剤であるブロメライン軟膏や乳剤性基剤であるスルファジアジン銀クリームを使用する．

c）Ⅲ度熱傷

創傷治癒には原則，外科的治療が必要であり，外用薬を使用する主な目的は感染予防にある．そのため，抗菌効果が期待できるスルファジアジン銀クリームがよく用いられる．小範囲で保存的に加療する際は，壊死組織除去を目的にブロメライン軟膏やスルファジアジン銀クリームを用いるこ

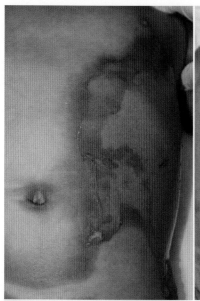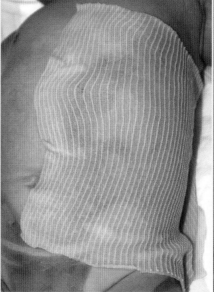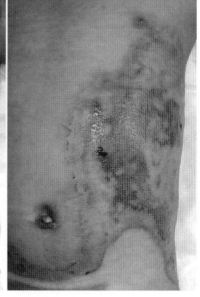

a | b | c
d

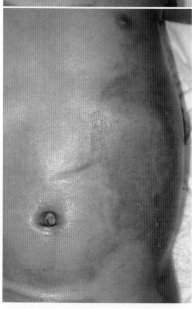

図 3.
銀含有ハイドロファイバー®で加療した小児例
　a：熱湯により左側胸部から腹部にⅡ度熱傷を受傷した.
　b：銀含有ハイドロファイバー®で被覆した.
　c：受傷から9日後. 潰瘍が一部残存するが, 上皮化傾向である.
　d：受傷から15日後. すべて上皮化が完了した.

ともある.

創傷被覆材

　熱傷創部に用いる代表的な創傷被覆材には, ハイドロファイバー, ハイドロコロイド, アルギン酸塩, ポリウレタンフォームがある. 銀含有ハイドロファイバー®に関して, 2編のランダム化比較試験でその有効性が示されており, 日本皮膚科学会のガイドライン[2]ではⅡ度熱傷に対してその使用が推奨されている.

　創傷被覆材は外用薬と異なり, 創部の湿潤環境維持, 処置の簡便さなどに優れているが（図3）,

壊死組織を伴う創面, 感染創には不向きである.

手の熱傷処置

　特殊部位熱傷の1つとして手の熱傷があり, 手の機能回復と後遺症の程度に熱傷処置の仕方が深く関連するため記述する. 手の良肢位は関節が動かせなくなった際の機能的な肢位であり, 手関節は軽度背屈位, 手指は軽度屈曲位である. しかし, 手背・手指熱傷においては, 手の拘縮を予防するための安全肢位として知られているintrinsic plus positionを維持する[7]. Intrinsic plus positionでは手関節は20〜30°背屈位, MP関節は80〜90°屈曲

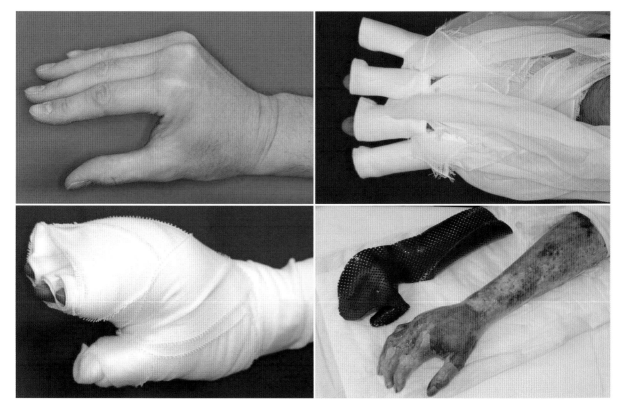

図 4. 手の熱傷の処置方法
a：Intrinsic plus position を保つようにする.
b：指間にさばいたガーゼを挟む.
c：オルソラップ® などの下巻材，弾性包帯でドレッシングする.
d：スプリントの例

位，PIP 関節と DIP 関節は 0°，拇指は外転対立位に保つ[7)8)]（図 4-a, c）．また，指間にはガーゼを挟み（図 4-b），軽度開排位を保つことと浮腫を軽減することで内在筋の線維化，拘縮を予防する．また，スプリントを作製することで intrinsic plus position がより確実となり（図 4-d），修復組織の安静と保護，拘縮予防をはかれる．不適切な処置により，手指の拘縮が生じて機能的，整容的に問題が残り（図 5），瘢痕拘縮に対しての修正手術が必要となることも少なくない．

デブリードマン

深達性 II 度熱傷と III 度熱傷は，保存的加療では上皮化までに長期間を要し，上皮化が得られたとしても肥厚性瘢痕を残す．そのため，デブリードマンと植皮術が適応となる．熱傷におけるデブリードマンは，健常組織の犠牲を最小限にしつつ

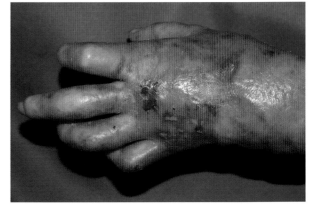

図 5. 手指の屈曲拘縮
本症例では患者の処置への理解が得られず適切な処置ができなかった結果，拘縮をきたした.

確実な焼痂切除が求められるため重要な手技である．不十分なデブリードマンは，続けて行う植皮術の脱落につながり，術後感染の誘因にもなる．デブリードマンの方法には接線切除，連続分層切

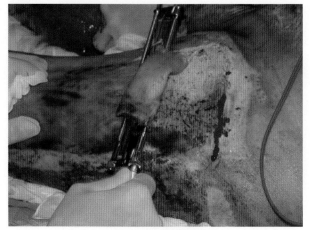

図 6. 連続分層切除
フリーハンドダーマトームを用いてデブリードマンを
行っている様子

除，筋膜上切除があるが，いずれの方法において
も健常組織がみられるまで十分にデブリードマン
を行い，止血処置を確実に行う．

1．接線切除

カミソリで点状出血がみられる層までデブリー
ドマンする方法である．出血量が多くなる傾向に
あるが，健常組織の犠牲が少なく済み，小範囲の
深達性II度熱傷がよい適応となる．

2．連続分層切除(図6)

フリーハンドダーマトームを用いて，真皮の点
状出血がみられる層，光沢のあるきれいな脂肪組
織がみられる層まで層状にデブリードマンを繰り
返す方法である．接線切除と同様に，筋膜上切除
に比べて出血量は多くなる．

3．筋膜上切除

電気メスを用いて筋膜上でデブリードマンする
方法である．短時間かつ少ない出血量で焼痂切除
を行うことができるため，広範囲のIII度熱傷では
よく行われる．植皮術後の整容面，機能面では接
線切除や連続分層切除に劣る．

4．デブリードマン後の処置について

熱傷部位が小範囲であれば同時に植皮術を行う
ことが多いため，植皮術の項目で記述する．広範
囲の場合はデブリードマンのみを行うこともあ
り，その際は止血効果を期待してアルギン酸塩で
ある二次治癒親水性ゲル化創傷被覆・保護剤で被
覆したり，その他，非固着性ガーゼやワセリンを

塗布したガーゼで処置を行うこともある．

5．保険診療点数に関して

デブリードマンの保険診療点数は100 cm^{2}未満
(1,260点)，100〜3,000 cm^{2}未満(4,300点)，3,000
cm^{2}未満(10,030点)で区分されている．100 cm^{2}と
2,999 cm^{2}では侵襲，術者の労力はかなり異なる
にもかかわらず，保険診療点数は同点数であり，
今後改定されることを期待したい．

植皮術

植皮術は皮膚科医が習得しておきたい基本的な
手技であり，分層植皮術と全層植皮術がある．分
層植皮は生着しやすく，体の多くの部位から採皮
が可能であるが，機能面では全層植皮に劣る．一
方，全層植皮は機能面，質感で分層植皮に優るが，
生着率はやや下がり，採皮部が縫縮できる部位に
限られる，もしくは採皮部にも植皮などが必要と
なる．熱傷では分層植皮を行うことが多く，植皮
部位，範囲によりパッチ植皮，メッシュ植皮，
シート植皮を選択する．植皮後には植皮片のズレ
を予防するため安静を必要とし，処置も上層の
ガーゼ汚染が強いときのみにするなど必要最小限
とする．植皮後5〜7日後に開創するが，感染や血
腫が懸念される場合は，それよりも早く開創して
創部を確認する必要がある．

カミソリ，フリーハンドダーマトーム，パ
ジェットフットダーマトーム，気動式ダーマトー
ムなどを用いて採皮を行う．採皮部のドレッシン
グには創傷被覆材であるアルギン酸塩などを使用
する．小範囲であれば腹部などから採皮した全層
植皮片を分層化して移植することもあり，その際
は採皮部を縫縮できる．

1．パッチ植皮(図7-a)

薄く採皮した植皮片をパッチ状にして植皮する
方法で，生着しやすいが，個々の植皮片を固定す
ることが難しいため，ズレに注意が必要である．
植皮片の間の創面は瘢痕治癒するため，上皮化後
の整容面はメッシュ植皮やシート植皮に劣る．植
皮後は非固着性ガーゼで覆い，ガーゼドレッシン

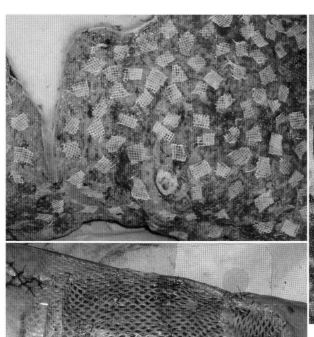

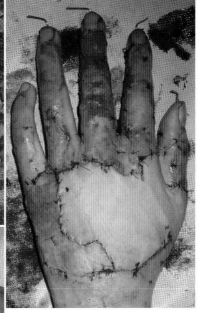

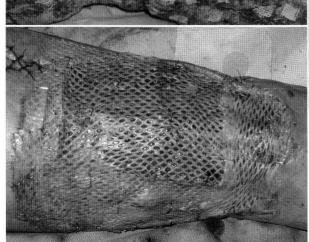

$\dfrac{a}{b}\Big|c$

図 7.
分層植皮術
  a：パッチ植皮
  b：メッシュ植皮
  c：シート植皮

グを行う．生着を確認後は軟膏もしくは創傷被覆材で処置を行い，植皮片の間の創面の上皮化を促す．

2．メッシュ植皮(図 7-b)

採皮した植皮片を網目状に加工して植皮する方法で，採皮したもとの植皮片よりも少し大きめの皮膚欠損を被覆できる．我々の検討では，1.5：1，3：1，6：1 メッシュ植皮片は，もとのシート植皮片からそれぞれ約 1.16 倍，1.61 倍，2.32 倍に拡張した面積を被覆することができる[8]．植皮片の厚さや切れ方によりその倍率に多少の変動はあるが，この数値を参考に採皮範囲を決定する．さらに，植皮部の凹凸がメッシュ植皮片の広がり方に影響するため，植皮部の形態によっても採皮面積を調整する必要がある[8]．

植皮後は非固着性ガーゼで覆い，ガーゼでドレッシングを行う．生着を確認後は軟膏もしくは創傷被覆材で処置を行う．

3．シート植皮(図 7-c)

分層で採皮した植皮片をそのまま移植する方法で，顔面や手などの整容面と機能面の予後が重視される部位に用いる．手指に植皮する際は，キルシュナー鋼線を皮下に通して指を固定する(図 7-c)．植皮片はタイオーバー固定を行うが，非固着性ガーゼでドレッシングを行うこともある．

4．保険診療点数に関して

分層植皮術は，25 cm^{2}未満，25〜100 cm^{2}未満，100〜200 cm^{2}未満，200 cm^{2}以上に区分されており，広範囲の皮膚欠損の際には，頭頸部，左上肢，左下肢，右上肢，右下肢，胸腹部または背部のそれぞれの部位ごとに所定点数を算定できる．

おわりに

熱傷創面の早期治癒を達成し，最小限の瘢痕形成にとどめるために，皮膚科医は熱傷の局所療法に関する豊富な知識と経験を有しておく必要があ

る．広範囲熱傷は主に救急救命医と形成外科医の
関わりが多いが，創面の観察，きめ細やかな処置
など皮膚科医が貢献できる場面が多く，その役割
は大きいと考える．

文　献

1) 臼田俊和，岩田洋平：【皮膚科セミナリウム第58
回　物理・化学的皮膚障害】熱傷．日皮会誌，**120**：
173-192，2010.
2) 吉野雄一郎，天野正宏，尾本陽一ほか：創傷・褥
瘡・熱傷ガイドライン-6：熱傷診療ガイドライ
ン．日皮会誌，**127**：2261-2292，2017.
3) 一般社団法人日本熱傷学会(編)：熱傷診療ガイド
ライン(改訂第2版)，春恒社，2015.
4) Sargent RL：Management of blisters in the par-
tial-thickness burn：an integrative research
review. *J Burn Care Res*, **27**：66-81, 2006.
5) Butts CC, Holmes JH, Carter JE：Surgical
Escharotomy and Decompressive Therapies in
Burns. *J Burn Care Res.* **41**：263-269, 2020.
6) 岩尾敦彦，田中克己：【熱傷の局所治療マニュア
ル】特殊部位熱傷：手．*PEPARS*，**155**：47-56,
2019.
7) Serror K, Chaouat M, Chatelain S, et al：Exter-
nal Fixation During the Acute Phase of Deep
Burned Hands：Description of Saint Louis' Burn
Center Technique. *J Burn Care Res*, **41**：700-
704, 2020.
8) Kan T, Takahagi S, Kawai M, et al：Calculation
of practical skin donor area for meshed skin
grafting in real-world surgery. *Dermatol Ther*,
33：e14393, 2020.

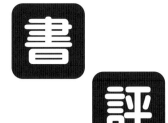

カラーアトラス 乳房外 Paget 病 —その素顔—

兵庫県立がんセンター　熊野公子・村田洋三／著

田中　勝（東京女子医科大学東医療センター皮膚科教授）

▶すごい本が出た！

　これは只事ではない．まず驚くべきことが2つある．1つはこの本がたった1つの皮膚がんについて書かれた本であり，しかもそれが悪性黒色腫や悪性リンパ腫のようにメジャーな皮膚がんではなく，比較的マイナーな「乳房外 Paget 病」という疾患について書かれたものということだ．しかし実は，乳房外 Paget 病には，診断が遅れやすく，治療が広範囲に及び複雑で難しいなど，数多くの問題点が未だに残されている．まさに待望の1冊なのである．

　そしてもう1つは，その著者が凄いのだ！兵庫県立がんセンターという1つの施設に所属する2人の皮膚科医の手によるものなのだが，その2人が本当に独創的な皮膚がんの大家「熊野・村田」である．作曲に例えると「レノン・マッカートニー」である．この2人の極めて深い洞察力に基づいた理論と，355例という圧倒的ともいえる症例数と長い間に培われた実際の経験により束ねられた強固なバックボーンを基盤とすることで，本書は本当にきめが細かいながらも1本の筋が通った構成となっている．そしてこの中には，病気の臨床像や病理のプレパラートが語りかけるものを見抜く力が，随所に惜しげも無く披露されている．

▶目次を読むと次々に読みたくなってしまう

　この本の魅力は目次にも散りばめられている．なんと魅惑的なタイトルが並んでいることだろうか！まるで日頃私達の中でくすぶり続けている疑問を見透かされているかのように，知りたいことがそのまま目次として並んでいるので，とにかくどんどん読みたくなってしまうのである．

　そして気になるポイントに目次から導かれるように入って行くと，明解な答えがそこにあるのである．そこでは謎に満ちた乳房外 Paget 病の素顔が晒され，「病態」「病変境界」「パンツ型紅斑」「切り出し」「手術の工夫」「鑑別」など，読み進むに連れて読者にさまざまな自信を与えてくれる本である．

▶皮膚がんと向き合うすべての医師必読の書

　確かに，書かれている内容は「乳房外 Paget 病」という1つの疾患を題材にしたものなのだが，著者らが向き合ってきたのは，この疾患だけでないのは明らかである．だからこそ，すべての皮膚がんに関する疑問を解決する上で本書は普遍的な指針を暗示するものであり，本書から学ぶことは計り知れない．

▶本書の目的は多くの患者を苦しみから救うこと

　医師に取って最も大切なことは，医学という強固な科学的基盤に立脚した知識を活用して患者をあらゆる種類の苦しみから救うことである．しかし，我々はその医学が万能ではないことを知っている．医師もまた万能ではなく，自らの限界を知らなくてはならない．だからこそ，その限界に近いところでできるだけのことをしなければならない．本書から得るものは単なる知識ではなく，皮膚がんに対する心構えである．

「カラーアトラス 乳房外 Paget 病 —その素顔—」
兵庫県立がんセンター　熊野公子・村田洋三／著
2015 年 5 月発行　B5 判　252 頁　定価 9,900 円(本体 9,000 円＋税)
ISBN：978-4-86519-212-4　C3047　発行：全日本病院出版会

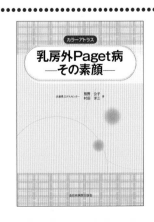

MB Derma, 311：84-94, 2021.

◆特集／皮膚科処置 基本の「キ」

褥瘡，潰瘍に対する処置

伏間江貴之*

Key words：褥瘡(decubitus)，潰瘍(ulcer)，外用療法(topical treatment)，ドレッシング材(dressing treatment)，陰圧閉鎖療法(negative pressure wound therapy)

Abstract 褥瘡治療は，全身状態，栄養状態，ポジショニングなど多職種による介入が必要となるが，褥瘡の局所療法においてどのような選択をするかは我々皮膚科・形成外科医の腕の見せ所である．しかしながら，その評価方法や治療法について系統立てて学ぶ機会は少ない．
　褥瘡の局所療法は，外用薬，ドレッシング材，陰圧閉鎖療法が軸となるが，その選択をするうえで褥瘡の病期分類やDESIGN-R®に基づいた褥瘡の評価方法について知ることが重要となる．褥瘡，潰瘍の状態について適切な評価ができれば，各種外用薬，ドレッシング材の特性を理解することで，褥瘡，潰瘍の適切な処置が可能となる．創面の評価や治療選択には実臨床での経験が必要とはなるが，褥瘡，潰瘍の評価方法，局所療法の詳細について述べた後に症例検討を交えて，それぞれの治療法，保険診療における注意点について検討してきたいと思う．

はじめに

　褥瘡は，自重により局所が長時間圧迫されることで生じる不可逆的な阻血性障害であるため，褥瘡発生部位の除圧が治療の基本となる．しかしながら，褥瘡患者は自力での体位交換能力がないことがほとんどであるため，定期的な体位変換，体圧分散用具の使用が重要となる．そのほか，患者の全身状態の管理，栄養管理，スキンケア，リハビリテーションなど褥瘡治療には多方面からの介入が必要である．そのなかで皮膚科・形成外科医，皮膚・排泄ケア認定看護師(WOCN)が主体となって携わる褥瘡の局所治療について，① 褥瘡の評価方法，② 褥瘡の局所療法の選択肢，③ 症例供覧の流れで解説する．

褥瘡の病期分類と評価方法

1．病期分類

　褥瘡の病期分類は，深達度による分類と色調による分類とがある．

a）褥瘡の深達度による分類

　深達度による分類には様々なものがあるが，米国褥瘡諮問委員会(National Pressure Ulcer Advisory Panel；以下，NPUAP)による分類が広く使用されている．

　NPUAP分類では，褥瘡をステージⅠ～Ⅳ，深部組織損傷(deep tissue injury；以下，DTI)疑い，判定不能に分類している．すなわち深達度による分類(ステージⅠ～Ⅳ)に，深達度が正確に評価できない場合(DTI疑い，壊死組織による判定不能)を追加している[1]．

　ステージⅠ(消褪しない発赤)：骨突出部に限局する消褪しない発赤を伴う損傷のない皮膚．周囲と比較して疼痛を伴う．

　ステージⅡ(真皮の部分欠損)：黄色壊死組織を

* Takayuki FUSUMAE, 〒160-8582 東京都新宿区信濃町35 慶應義塾大学医学部皮膚科学教室，助教

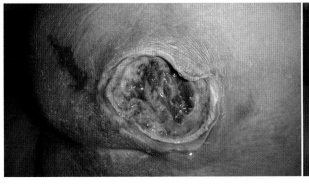

a．エスカー（eschar）　　　　　　　b．スラフ（slough）

図 1．壊死組織の種類

伴わない創底が赤色の潰瘍を呈する真皮の部分欠損．水疱を呈することもある．

ステージⅢ（真皮の全層欠損）：皮下脂肪織は露出しているが，骨・腱・筋肉は露出していない．黄色壊死組織やポケット・瘻孔を伴うことがある．

ステージⅣ（全層組織欠損）：骨・腱・筋肉の露出を伴う全層組織欠損．黄色壊死組織や黒色壊死組織が創底に存在することがある．ポケット・瘻孔を伴うことが多い．

DTI 疑い：圧力またはせん断力によって生じる皮下軟部組織の損傷で，皮膚表面は紫色または栗色の皮膚変色，または血疱．

判定不能：創底が黄色・黒色などの壊死組織に覆われており，除去して創底を露出させないと正確な深達度を評価できないが，ステージⅢ以上の状態．

　一般に壊死組織は，含有する水分量によって 2 種類に分類され，乾燥した硬い黒色壊死組織をエスカー（eschar），浸軟した軟らかい黄色壊死組織をスラフ（slough）と呼ぶ（図 1）．

b）褥瘡潰瘍の色調による分類

　NPUAP 分類は，褥瘡の深達度による評価方法であったが，ステージⅡ以上の深達度の深い褥瘡については，褥瘡，潰瘍の色調による分類もある．壊死組織を有する状態から赤色肉芽を形成し，瘢痕治癒に至る過程を，① 黒色期，② 黄色期，③ 赤色期，④ 白色期に分けている．

2．褥瘡の評価方法

　本邦で広く使用されている褥瘡の評価方法として，DESIGN-R® という方法がある．DESIGN® ツールは 2002 年に日本褥瘡学会によって作成され[2]，6 つの評価項目の頭文字；深さ（depth；D），滲出液（exudate；E），大きさ（size；S），炎症/感染（inflammation；I），肉芽組織（granulation；G），壊死組織（necrotic tissue；N）を順に並べたもので，さらにポケット（pocket；P）を加えた 7 項目で評価する．その後，各評価項目の重み付けをされた DESIGN-R®（Rating；R）が開発され，褥瘡の治癒過程を定量的に評価可能となった．2020 年には最近の知見である DTI およびクリティカルコロナイゼーション（臨界的定着）疑いの概念を追加した，改定 DESIGN-R® 2020 が公表された（図 2）．

急性期褥瘡の局所治療

　発生した直後から数週間までの急性期褥瘡は，局所の病態が不安定であるため，褥瘡の範囲，深達度，感染の有無などが確定できず，発赤・紫斑・水疱・びらん・潰瘍といった多彩な病態が短時間に出現する．

　そのため，急性期褥瘡では，局所の圧迫といった褥瘡の発生要因を徹底して除去することに努め，創面をまめに観察することが重要である．

　実臨床では，急性期褥瘡に対してポリウレタンフィルムによるドレッシングがなされることが多く，日本皮膚科学会の『褥瘡診療ガイドライン』でも，急性期褥瘡へのドレッシング材にポリウレタ

DESIGN-R®2020　褥瘡経過評価用

カルテ番号（　　　　　　　　　）
患者氏名（　　　　　　　　　　）　　月日　| / | / | / | / | / | / |

Depth*1　深さ　創内の一番深い部分で評価し、改善に伴い創底が浅くなった場合、これと相応の深さとして評価する										
d	0	皮膚損傷・発赤なし	D	3	皮下組織までの損傷					
				4	皮下組織を超える損傷					
	1	持続する発赤		5	関節腔、体腔に至る損傷					
				DTI	深部損傷褥瘡（DTI）疑い*2					
	2	真皮までの損傷		U	壊死組織で覆われ深さの判定が不能					

Exudate　滲出液										
e	0	なし	E	6	多量：1日2回以上のドレッシング交換を要する					
	1	少量：毎日のドレッシング交換を要しない								
	3	中等量：1日1回のドレッシング交換を要する								

Size　大きさ　皮膚損傷範囲を測定：［長径（cm）×短径*3（cm）］*4										
s	0	皮膚損傷なし	S	15	100以上					
	3	4未満								
	6	4以上　16未満								
	8	16以上　36未満								
	9	36以上　64未満								
	12	64以上　100未満								

Inflammation/Infection　炎症/感染										
i	0	局所の炎症徴候なし	I	3C*5	臨界的定着疑い（創面にぬめりがあり、滲出液が多い。肉芽があれば、浮腫性で脆弱など）					
	1	局所の炎症徴候あり（創周囲の発赤・腫脹・熱感・疼痛）		3*5	局所の明らかな感染徴候あり（炎症徴候、膿、悪臭など）					
				9	全身的影響あり（発熱など）					

Granulation　肉芽組織										
g	0	創が治癒した場合、創の浅い場合、深部損傷褥瘡（DTI）疑いの場合	G	4	良性肉芽が創面の10%以上50%未満を占める					
	1	良性肉芽が創面の90%以上を占める		5	良性肉芽が創面の10%未満を占める					
	3	良性肉芽が創面の50%以上90%未満を占める		6	良性肉芽が全く形成されていない					

Necrotic tissue　壊死組織　混在している場合は全体的に多い病態をもって評価する										
n	0	壊死組織なし	N	3	柔らかい壊死組織あり					
				6	硬く厚い密着した壊死組織あり					

Pocket　ポケット　毎回同じ体位で、ポケット全周（潰瘍面も含め）［長径（cm）×短径*3（cm）］から潰瘍の大きさを差し引いたもの										
p	0	ポケットなし	P	6	4未満					
				9	4以上16未満					
				12	16以上36未満					
				24	36以上					

部位〔仙骨部、坐骨部、大転子部、踵骨部、その他（　　　　　　　　）〕　　　合計*1 | | | | | | |

* 1　深さ（Depth：d/D）の点数は合計には加えない
* 2　深部損傷褥瘡（DTI）疑いは、視診・触診、補助データ（発生経緯、血液検査、画像診断等）から判断する
* 3　"短径"とは"長径と直交する最大径"である
* 4　持続する発赤の場合も皮膚損傷に準じて評価する
* 5　「3C」あるいは「3」のいずれかを記載する。いずれの場合も点数は3点とする

©日本褥瘡学会
http://jspu.org/jpn/info/pdf/design-r2020.pdf

図 2．DESIGN-R® 2020
（http://www.jspu.org/jpn/member/pdf/design-r2020.pdf[cited 2021 Feb. 20]より引用）

ンフィルムやハイドロコロイドが推奨されている[3]が、その本質は"創面が観察できる"という文言であり、急性期褥瘡の局所療法の一番のポイントは創部の観察となる。

治療の具体的な内容は、ドレッシング材にせよ外用薬にせよ、観察時点における適切な局所治療の選択を行えばよく、詳細は「慢性期褥瘡治療」の項において後述する。

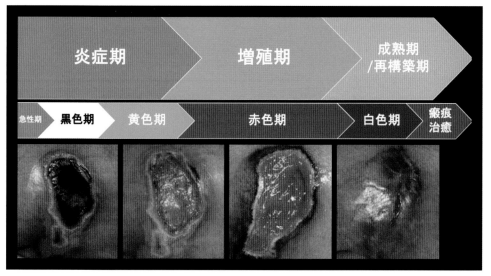

図 3. 褥瘡, 潰瘍治癒のプロセス

慢性期褥瘡の局所治療

褥瘡, 潰瘍の局所治療で基本となるのは, 外用薬による治療, ドレッシング材による治療, 外科的治療(ポケット切開やデブリードマン), 陰圧閉鎖療法(negative pressure wound therapy；以下, NPWT)である.

これらの選択にあたっては, DESIGN-R® などでの創面の適切な評価が重要となる. そこで, 創傷治癒の基本となる wound bed preparation や moist wound healing の概念と, TIME に沿った治療戦略について概説する.

1. 創傷治癒の基本

褥瘡, 潰瘍を含む創傷治癒のプロセスは, ① 出血凝固期(受傷直後), ② 炎症期(〜1週間), ③ 増殖期(〜数週間), ④ 成熟・瘢痕形成期(〜1年)からなる.

① 受傷直後の血小板や凝固因子が主体となる止血までの出血凝固期, ② 好中球やマクロファージなどの炎症細胞が浸潤し, 壊死組織を除去することで創部の清浄化および感染制御がなされる炎症期, ③ bFGF や TGF-β などの細胞成長因子によって線維芽細胞・ケラチノサイトが増殖し, 肉芽形成・血管新生・再上皮化が起こる増殖期, ④ 赤い瘢痕が軟らかい白色瘢痕となる成熟・瘢痕形成期で, 前述した色調による褥瘡分類と合わせる

と, おおよそ炎症期≒黒色〜黄色期, 増殖期≒赤色期, 成熟・瘢痕形成期≒白色期という対応関係となる(図3).

褥瘡, 潰瘍に代表される慢性創傷では, 炎症期から増殖期への移行がうまくいっていないことが多く, そこで重要となるのが wound bed preparation と moist wound healing の概念である.

平たくいえば, 創面環境を整えて(wound bed preparation), 適切な湿潤環境の維持(moist wound healing)による創傷治癒を目指すという内容である.

2. TIME コンセプト

Wound bed preparation を適切に進めていく際のチェックポイントの頭文字をつなぎ合わせたものが TIME コンセプトで, それぞれ T：Tissue non-viable or deficient(組織), I：Infection or Inflammation(感染/炎症), M：Moisture imbalance(湿潤), E：Edge of wound(創辺縁)を指す.

a) T：壊死組織

"余分なものは取り除こう"という概念で, デブリードマンが治療の軸となる. デブリードマンには, メスや剪刀を用いる外科的デブリードマンと, 蛋白分解酵素を含む外用薬などを用いる化学的デブリードマンなどがある.

外科的デブリードマンは最も効率的に壊死組織を取り除く方法ではあるが, 出血や疼痛のリスク

表 1. NERDS の 5 徴候（伏間江貴之：WOC
Nursing, 2(12)：35-42, 2014. より引用）

N	non-healing wound	創がなかなか治らない
E	exudative wound	滲出液の増加
R	red and bleeding wound	肉芽が赤黒く易出血性
D	debris in the wound	壊死組織が存在
S	smell from the wound	悪臭を伴う

を伴う侵襲的治療であり，また，褥瘡，潰瘍の多くは外用薬などによる保存的治療で様子をみることができるため，無理に行うべきではない．

しかしながら，硬い黒色壊死組織（エスカー）がある状態で，発熱，局所の感染徴候（発赤・熱感など）を認める場合は壊死組織の下に膿瘍が形成されている可能性があり，早急に外科的デブリードマンを行う必要がある．

このような緊急性のある場合以外は，保存的治療を行いながら，分界（demarcation）がつくまで待って，疼痛や出血をきたさない範囲で少しずつ外科的デブリードマンをしていくほうが安全である[4]．

また，外科的デブリードマンを行う際は，壊死組織の辺縁より内側で切開を加えると出血や疼痛のリスクが少ない（「症例検討」の項を参照）．

外科的デブリードマンには，① メスや剪刀を用いて無麻酔で壊死組織を除去するシャープデブリードマンと，② 麻酔下に電気メスなどを用いて周囲の健常組織を含めて壊死組織を切除するサージカルデブリードマンとがあるが，本稿での外科的デブリードマンは前者（シャープデブリードマン）について言及している．

b）I：感染・炎症

"感染制御しよう"という概念であるが，創面が無菌であることはあり得ず，なんらかの形で細菌が存在しており，創面に細菌がみられることが，そのまま感染というわけではない．

そこで，細菌と創面との関係を4段階；① 単に菌が付着しているコンタミネーション（汚染），② ある程度細菌が増殖しコロニー形成をしているものの，宿主に悪影響を及ぼさないコロナイゼーション（定着），③ 細菌増殖が進み，滲出液の増加

など創傷治癒の遅延をきたすクリティカルコロナイゼーション（臨界的定着），④ 局所の熱感や場合によっては発熱などの全身症状を伴うインフェクション（感染），に区分して考える．

コンタミネーション（汚染）からインフェクション（感染）に至る過程にはバイオフィルムが関係している．バイオフィルムは，細菌が産生するムコ多糖類などにより形成されるスライム状物質で，細菌を免疫細胞や抗菌薬から保護して細菌の増殖を補助している[5]．

創傷治癒を遷延させないためには，クリティカルコロナイゼーションの段階を見極め，バイオフィルムを積極的に除去する必要がある．その評価のための臨床徴候として NERDS（表1）が知られており[6]，これらの徴候を3項目以上認める場合には積極的に鋭匙などによる外科的デブリードマン，ヨウ素や銀含有の外用薬・抗菌効果のあるドレッシング材による局所制御を行い，インフェクション（感染）の段階に移行させないことが重要である．

c）M：湿潤

"適度な湿潤環境を保とう"という概念で，滲出液のコントロールが治療の軸となる．

滲出液は，急性期創傷と慢性期創傷とでその内容は異なり，慢性期になるにつれて TGF-β や bFGF といった細胞成長因子は減少し，IL-1β や TNF-α といったサイトカインが増加するため，慢性創傷における滲出液は創傷治癒の阻害につながる．

過多な滲出液のコントロールのため，吸水性の基剤（マクロゴールなど）であるヨウ素製剤（カデックス® 軟膏，ヨードコート® 軟膏，ユーパスタコーワ軟膏）や，滲出液吸収量の多いポリウレタンフォーム，親水性ファイバー，親水性メンブラン（キチン）が推奨される．

d）E：創辺縁

"傷の辺縁を観察しよう"という概念で，ポケット，段差の有無を解消するためのポケット切開などの外科的治療や NPWT による肉芽増生が治療

表 2. 褥瘡，潰瘍に用いる外用薬（文献 7 をもとに筆者作成）

一般名	商品名	基剤 添加剤	基剤の特徴	主薬の特徴
精製白糖・ポビドンヨード	ユーパスタコーワ軟膏	水溶性基剤 （マクロゴール） 精製白糖	吸水	抗菌
カデキソマー・ヨウ素	カデックス® 軟膏	水溶性基剤 （マクロゴール） ポリマービーズ	吸水	抗菌
ヨウ素軟膏	ヨードコート® 軟膏	水溶性基剤 （マクロゴール） CMC-Na （カルメロースナトリウム）	吸水	抗菌
ブロメライン	ブロメライン軟膏	水溶性基剤	吸水	壊死組織除去
ポビドンヨード・ゲル	イソジン® ゲル	水溶性基剤	吸水	抗菌
ブクラデシンナトリウム	アクトシン® 軟膏	水溶性基剤	吸水	上皮化
スルファジアジン銀	ゲーベン® クリーム	O/W 型乳剤性基剤	補水	抗菌 壊死組織除去
トレチノイントコフェリル	オルセノン® 軟膏	O/W 型乳剤性基剤	補水	肉芽増生
リゾチーム塩酸塩	リフラップ® 軟膏	W/O 型乳剤性基剤	創面の保護	肉芽増生
アルプロスタジル アルファデクス	プロスタンディン® 軟膏	油脂性基剤	創面の保護	肉芽増生
ジメチルイソプロピルアズレン	アズノール® 軟膏	油脂性基剤	創面の保護	抗炎症
酸化亜鉛	亜鉛華軟膏/亜鉛華単軟膏	油脂性基剤	創面の保護	収斂

の軸となる．

　これら TIME コンセプトの問題を解決することは，褥瘡評価方法である DESIGN-R® の滲出液（exudate；E），炎症/感染（inflammation/infection；I），壊死組織（necrotic tissue；N），ポケット（pocket；P）を改善することにつながり，褥瘡，潰瘍治療の前半の要である wound bed preparation をうまく進めていくことが可能となる．

3．外用薬による褥瘡の局所治療

　褥瘡の局所治療に用いる外用薬は，その構成成分の軸である主薬（薬効成分）と基剤を知ることで，薬剤選択がしやすくなる．

　潰瘍治療に使用される外用薬の主薬の作用は，① 肉芽増生作用，② 上皮化作用，③ 抗菌作用（ヨウ素，銀など），④ 壊死組織除去の 4 つがある．

　基剤は，油脂性基剤，油中水型（W/O 型）乳剤性基剤，水中油型（O/W 型）乳剤性基剤，水溶性基剤の 4 つがあるが，創傷治癒においては，① 創面保護作用を持つ油脂性基剤と油中水型（W/O 型）乳剤性基剤，② 補水（創面に水を補う）または吸水作用（創面から水を吸い取る）を持つ水中油型（O/W

型）乳剤性基剤とで，水溶性基剤は 2 つに大別すると分かりやすい．

　以上を理解することができれば，創面に対してどういった作用を期待するか（主薬），滲出液のコントロールをどうするか（基剤）で薬剤選択が可能となり，例えば創面への抗菌効果と滲出液の吸収を期待する場合は，抗菌作用のある主薬を含み，基剤が吸水作用のある水溶性基剤である，カデックス® 軟膏，ヨードコート® 軟膏，ユーパスタコーワ軟膏などを選択すればよいことになる．すなわち，創面の評価ができれば，自ずと外用薬の選択は決まってくる．

　使用されることの多い外用薬の特徴について表 2 にまとめた[7]．このなかに記載のない創傷治癒の治療薬としてフィブラスト® スプレーがある．フィブラスト® スプレーは細胞成長因子である bFGF を主成分とし，各種外用薬やドレッシング材と併用して使用される．一般的に赤い肉芽組織を認める場合は併用が可能であり，NPWT のフォーム交換時に使用されることもある．

表 3. 代表的なドレッシング材

分類	保険適用	商品名	会社名
ハイドロコロイド	真皮に至る創傷	デュオアクティブ® ET	コンバテックジャパン
		レプリケア® ET	スミス・アンド・ネフュー ウンドマネジメント
	皮下組織に至る創傷	デュオアクティブ® CGF	コンバテックジャパン
		バイオヘッシブ® Ag	アルケア
親水性ファイバー	真皮に至る創傷	アクアセル® Ag BURN	コンバテックジャパン
	皮下組織に至る創傷	ソープサン®	アルケア
		カルトスタット®	スミス・アンド・ネフュー ウンドマネジメント
		アルジサイト® 銀	
		アクアセル® Ag	コンバテックジャパン
		アクアセル® Ag Extra	
		アクアセル® Ag アドバンテージ	
		アクアセル® Ag フォーム	
親水性メンブラン	真皮に至る創傷	ベスキチン® W	ニプロ
	皮下組織に至る創傷	ベスキチン® W-A	
ポリウレタンフォーム	真皮に至る創傷	ハイドロサイト® 薄型	スミス・アンド・ネフュー ウンドマネジメント
		メピレックス® ライト	メンリッケヘルスケア
		メピレックス® ボーダーライト	
	皮下組織に至る創傷	バイアテン®	コロプラスト
		バイアテン® シリコーン＋	
		ハイドロサイト® プラス	スミス・アンド・ネフュー ウンドマネジメント
		ハイドロサイト® AD プラス	
		ハイドロサイト® AD ジェントル	
		ハイドロサイト® 銀	
		ハイドロサイト® ジェントル銀	
		メピレックス® Ag	メンリッケヘルスケア
		メピレックス® ボーダー Ag	
		テガダーム® フォームドレッシング	スリーエムジャパン
		ウルゴチュール® アブソーブ	日東電工・ニトムズ
		ウルゴチュール® アブソーブ ボーダー	
ハイドロジェル	皮下組織に至る創傷	イントラサイト® ジェルシステム	スミス・アンド・ネフュー ウンドマネジメント
		グラニュゲル®	コンバテックジャパン

4. ドレッシング材による褥瘡の局所治療

ドレッシング材は創面の保護，湿潤保持，疼痛の軽減に適している．かつては赤色期以降での使用がほとんどであったが，抗菌作用のあるドレッシング材，より滲出液吸収に優れたドレッシング材などの登場により，黄色期における潰瘍治療に

も適応が拡大してきている．

一方で新製品が次々と登場し，その種類が豊富となったために初学者にとっての使用のハードルが高くなっているのも事実である．

実際にドレッシング材はその種類だけでも，ポリウレタンフィルム，ハイドロコロイド，ポリウ

表 4. ドレッシング材の種類と特徴

分類	滲出液吸収量	抗菌性ドレッシング材	シリコン粘着材付きドレッシング材
ハイドロコロイド	少量	あり	なし
ポリウレタンフォーム	自重の 8〜14 倍	あり	あり
親水性ファイバー	自重の 15〜30 倍	あり	あり
親水性メンブラン	自重の 25 倍	なし	なし

レタンフォーム，親水性ファイバー(ハイドロファイバー，アルギン酸銀など)，親水性メンブラン(キチン)，ハイドロジェルと 6 種類ある．ポリウレタンフィルムを除く 5 種類について代表的な商品をまとめたが(表 3)，それでもドレッシング材の種類は膨大で，また医療施設によって採用されている製品が異なるため，その選択に迷うことが多い．

そこで筆者は，個々の施設で採用されている製品を，① 滲出液の吸収量，② 抗菌作用の有無，③ シリコン粘着剤かどうかによって大まかに分類して使用している(表 4)．

a) 滲出液の吸収量

滲出液の吸収量は製品の種類によって大きく異なり，滲出液が多い場合はポリウレタンフォームや親水性ファイバー，親水性メンブランを用いる．

滲出液の吸収量が自重と比較されているため，実際の吸収量はポリウレタンフォームのほうが多いこと，ポケット形成があるなど創が深い場合は，しっかりと創面と接着できる親水性ファイバーや親水性メンブランが適していることに注意する．

一方で滲出液が少ない場合は，ハイドロコロイドやハイドロジェルを使用する．ハイドロジェルは壊死組織を浸軟させる作用もあるため，デブリードマンをしやすくするという特長を持つ．

b) 抗菌作用の有無

抗菌作用のあるドレッシング材であれば，明らかな感染徴候はないものの，菌の定着が創傷治癒を遷延させるクリティカルコロナイゼーションの段階でも使用が可能である．

抗菌作用は銀によるものが主流であったが，近年，銀含有ドレッシング材のほかに界面活性剤含有ドレッシング材(アクアセル® Ag アドバンテージ)やジアルキルカルバモイルクロライド(dialkylcarbamoylchloride；以下，DACC)ドレッシング材(Sorbact®)が登場してきている．

DACC ドレッシング材は，細菌・真菌と不可逆的に結合し，創面の微生物を減少させ，さらに結合した細菌・真菌を不活化することで外毒素の放出も抑制して抗菌作用を発揮する[8]．そのため，銀含有ドレッシング材と異なり禁忌がない点が特長である．

c) シリコン粘着剤の有無

シリコン粘着剤は皮膚の凹凸に沿って広い面積で接着する(通常の粘着剤は皮丘のみに接着する)ため，ドレッシング材交換時の疼痛や皮膚損傷のリスクが軽減される．また貼り直しが可能であるため，創部の観察を行いやすいというメリットもある．

5. 外用薬かドレッシング材か

外用薬とドレッシング材との使い分けについては，処置頻度，感染創への適応範囲，保険適用の 3 つの側面から評価する．

a) 処置頻度

基本的にはドレッシング材のほうが少なくなるため，患者にとっては処置時の疼痛の軽減につながる．

一方で外用薬では連日の処置を必要とするが，こまめに創面が観察できるという安心感はある．

b) 感染創への適応

かつては，ドレッシング材は感染創には使えないというデメリットがあったが，銀含有ドレッシング材，界面活性剤含有ドレッシング材，DACC ドレッシング材の登場により，近年ではクリティカルコロナイゼーションの段階にまで適応は拡大

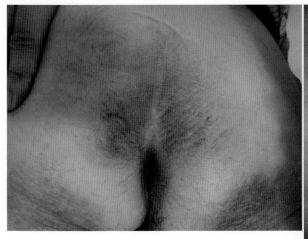
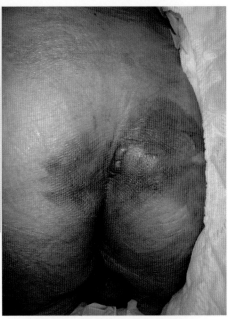

図 4.
急性期褥瘡

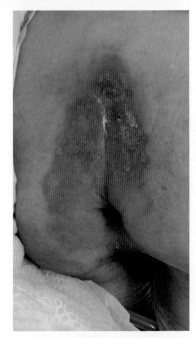

図 5. 褥瘡でない症例

してきている.

　しかしながら，インフェクションの段階では連日の創洗浄と外用薬が推奨され，安易なドレッシング材の使用は避けたほうがよいと考えられる.

c）保険制度

　外用薬はその処方期間に制限はないが，医療機関内でドレッシング材を使用する場合は原則2週間，最長で3週間までという，保険算定が可能な期間に制限が設けられている.

　しかしながら，在宅医療の場合は，平成26年の診療報酬改定で3週間を超えて保険算定が可能となり，平成28年度の診療報酬改定で薬局からも処方箋を用いてドレッシング材が支給可能となった.

d）陰圧閉鎖療法（negative pressure wound therapy；NPWT）

　NPWTは，外用薬，ドレッシング材と並ぶ創傷の標準治療である．創面を持続的に陰圧環境下におくことで，① 過剰な滲出液の吸収，② 局所の血流量増加による肉芽形成の促進増生，③ 創縁の縮小効果がもたらされ，創傷治癒が促進されると考えられている.

　本邦で使用可能なデバイスとして，V. A. C.®（Vacuum Assisted Closure）治療システム（KCI社），RENASYS® 創傷治療システム（Smith & Nephew 社），SNaP® 陰圧閉鎖療法システム（KCI

社），PICO® 創傷治療システム（Smith & Nephew 社）がある.

　V. A. C.® および RENASYS® は入院でのみ使用が可能な機器であり，SNaP® および PICO® は機器の小型・軽量化により外来でも使用が可能となっている.

　保険適用の期間は3週間が基本で，条件により

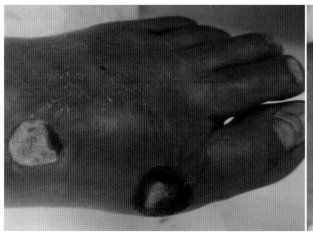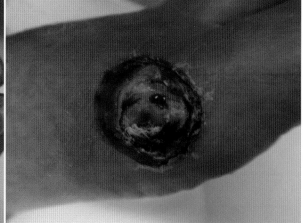

図 6. エスカーを付す症例

4 週間まで延長が可能である．NPWT は感染徴候の残る創面への使用が懸念されていたが，2017 年 8 月に洗浄機能付き NPWT（NPWT i-d）である V. A. C. Ulta® 治療システム（KCI 社）が新たに保険収載され，より広い創面への使用が可能となった．

症例検討

1. 意識障害で緊急入院となった患者（図 4）

殿部に，圧迫で消褪しない発赤，水疱，びらんを混じている．

急性期の褥瘡であり，創部の観察が主体となる．

白色ワセリンやアズノール® 軟膏を塗布しての外用薬による治療，ポリウレタンフィルムやハイドロコロイドのドレッシング材が適応となる．

2. 亜鉛華軟膏を塗布しているが，治癒しない"褥瘡"患者（図 5）

真菌鏡検でカンジダ菌糸を認め，アスタット® 軟膏の外用で治癒した．

仙骨部などはオムツ内で浸軟しやすい部位であり，そもそも褥瘡でないケースや，褥瘡に真菌の二次感染をきたした症例には注意が必要である．

3. 足背に皮膚潰瘍を生じた糖尿病患者（図 6）

黒色壊死組織（エスカー）が付着した皮膚潰瘍を認める．ゲーベン® クリームなどによる化学的デブリードマンや外科的デブリードマンの適応となる．

本症例は，潰瘍周囲の発赤・腫脹を認めていたため，外科的デブリードマンを行った．

外科的デブリードマンを行う際は，健常組織と壊死組織との境界で切開すると出血や疼痛を伴うことが多いため，壊死組織の辺縁より内側で切開を加えるのがよい．下床に関しては，壊死組織と健常組織が十分に融解していない場合は，深く切り込んで出血させないように注意する．

褥瘡患者ではないが，外科的デブリードマンの症例として紹介した．

4. 周囲に熱感を伴うエスカーを付す褥瘡，潰瘍の患者（図 7）

発熱，炎症反応高値，局所の熱感・発赤を認め，褥瘡感染が強く疑われる症例であり，緊急で外科的デブリードマンを行った（図 7-a）．エスカーの除去により多量の排膿を認めた．

連日の局所洗浄，ユーパスタコーワ軟膏の外用を行い，創部の清浄化を完了（図 7-b）．創縁にポケット形成があり，深い創であったため，NPWT を 3 週間装着して治療した．

文 献

1) Black J, Baharestani MM, Cudigan J, et al：National Pressure Ulcer Advisory Panel's updated pressure ulcer staging system. *Adv Skin Wound Care*, **20**(5)：269-274, 2007.

2) 森口隆彦, 宮地良樹, 真田弘美ほか：「DESIGN」—褥瘡の新しい重症度分類と経過評価ツール—. 褥瘡会誌, **4**(1)：1-7, 2002.

3) 藤原 浩, 磯貝善蔵, 入澤亮吉ほか：創傷・褥

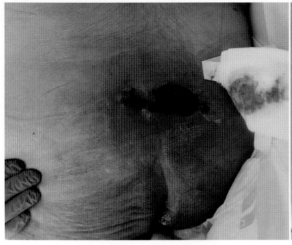
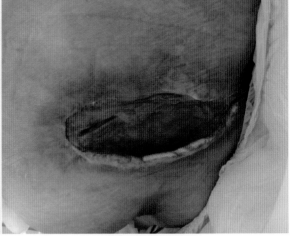

ａ．デブリードマン施行前 　　　　　　　　　　　ｂ．NPWT 施行前

図 7. 緊急で外科的デブリードマンを必要とする症例

瘡・熱傷ガイドライン—2：褥瘡診療ガイドライ
ン．日皮会誌，**127**(8)：1933-1988，2017．

4) 伏間江貴之：外来で褥瘡のデブリードマンをした
ら出血が止まらないと救急外来を受診！　皮膚
科トラブル対応テキスト(出光俊郎編)，文光堂，
pp. 112-115，2019．

5) Dolan RM, Costerton JW：Biofilms：survival
mechanisms of clinically relevant microorgan-
isms. *Clin Microbiol Rev*, **15**(2)：167-193, 2002.

6) Sibbald RG, Woo K, Ayello EA：Increased bacte-
rial burden and infection：the story of NERDS
and STONES. *Adv Skin Wound Care*, **19**(8)：
462-463, 2006.

7) 関根祐介：【褥瘡の局所治療〜外用薬と創傷被覆
材をどのように使いこなしますか〜】外用薬によ
る褥瘡治療．*WOC Nursing*, **6**(9)：14-22, 2018．

8) Cooper R, Jenkins L：Binding of two bacterial
biofilms to dialkylcarbamoyl chloride(DACC)-
coated dressings *in vitro. J Wound Care*, **25**(2)：
76-82, 2016.

第23回日本褥瘡学会学術集会

日　　　時：2021年9月10日(金)〜11日(土)

会　　　長：安部　正敏(医療法人社団廣仁会 札幌皮膚科クリニック)

開催形式：WEB開催　※ライブ配信(一部のセッション)＋後日オンデマンド配信あり

テ ー マ：褥瘡を学ぶ新しいかたち 〜仮想空間のふれあいが未来をひらく〜

問い合わせ：第23回日本褥瘡学会学術集会　運営事務局

株式会社春恒社　コンベンション事業部

〒169-0072　東京都新宿区大久保2-4-12

新宿ラムダックスビル

TEL：03-3204-0401　FAX：03-5291-2176

E-mail：jspu23@c.shunkosha.com

詳細はホームページをご覧ください。

https://www.jspu23.jp/

FAX 専用注文用紙　5,000 円以上代金引換 （皮 '21.6）

Derma 年間定期購読申し込み（送料弊社負担）							
□ 2021 年__月～12 月　　□ 2020 年 1 月～12 月（定価 42,130 円）							

□ Derma バックナンバー申し込み（号数と冊数をご記入ください）
　　No. 　/ 　冊　　　No. 　/ 　冊　　　No. 　/ 　冊

Monthly Book Derma. 創刊 20 周年記念書籍
□ そこが知りたい 達人が伝授する日常皮膚診療の極意と裏ワザ（定価 13,200 円）　　　　　冊

Monthly Book Derma. 創刊 15 周年記念書籍
□ 匠に学ぶ皮膚科外用療法―古きを生かす，最新を使う―（定価 7,150 円）　　　　　冊

Monthly Book Derma. No. 307（'21.4 月増刊号）
□ 日常診療にこの 1 冊！皮膚アレルギー診療のすべて（定価 6,380 円）　　　　　冊

Monthly Book Derma. No. 300（'20.9 月増大号）
□ 皮膚科医必携！外用療法・外用指導のポイント（定価 5,500 円）　　　　　冊

Monthly Book Derma. No. 294（'20.4 月増刊号）
□ "顔の赤み" 鑑別・治療アトラス（定価 6,380 円）　　　　　冊

Monthly Book Derma. No. 288（'19.10 月増大号）
□ 実践！皮膚外科小手術・皮弁術アトラス（定価 5,280 円）　　　　　冊

Monthly Book Derma. No. 281（'19.4 月増刊号）
□ これで鑑別は OK！ ダーモスコピー診断アトラス（定価 6,160 円）　　　　　冊

PEPARS 年間定期購読申し込み（送料弊社負担）							
□ 2021 年__月～12 月　　□ 2020 年 1 月～12 月（定価 42,020 円）							

□ PEPARS バックナンバー申し込み（号数と冊数をご記入ください）
　　No. 　/ 　冊　　　No. 　/ 　冊　　　No. 　/ 　冊

PEPARS No. 147（'19.3 月増大号）
□ 美容医療の安全管理とトラブルシューティング（定価 5,720 円）　　　　　冊

□ カラーアトラス 爪の診療実践ガイド 改訂第 2 版（定価 7,920 円）　　　　　冊

□ イチからはじめる美容医療機器の理論と実践 改訂第 2 版（定価 7,150 円）　　　　　冊

□ 臨床実習で役立つ 形成外科診療・救急外科処置ビギナーズマニュアル（定価 7,150 円）　　　　　冊

□ 足爪治療マスター BOOK（定価 6,600 円）　　　　　冊

□ 日本美容外科学会会報 2020 Vol.42 特別号 美容医療診療指針（定価 2,750 円）　　　　　冊

□ 図解 こどものあざとできもの―診断力を身につける―　　　　　冊

□ Kampo Medicine　経方理論への第一歩（定価 3,300 円）　　　　　冊

□ 美容外科手術―合併症と対策―（定価 22,000 円）　　　　　冊

□ 足育学 外来でみるフットケア・フットヘルスウェア（定価 7,700 円）　　　　　冊

□ 実践アトラス 美容外科注入治療 改訂第 2 版（定価 9,900 円）　　　　　冊

□ Non-Surgical 美容医療超実践講座（定価 15,400 円）　　　　　冊

□ スキルアップ！ニキビ治療実践マニュアル（定価 5,720 円）　　　　　冊

その他（雑誌名/号数，書名と冊数をご記入ください）
□

お名前	フリガナ		診療科
		要捺印	
ご送付先	〒　　―		

TEL： 　（　　　　）	FAX： 　（　　　　）

FAX 03-5689-8030 全日本病院出版会行

バックナンバー 一覧

2021 年6月現在

Monthly Book

Derma.
デルマ

2021 年度　年間購読料　42,130 円
通常号 2,750 円（本体価格 2,500 円＋税）× 11 冊
増大号 5,500 円（本体価格 5,000 円＋税）× 1 冊
増刊号 6,380 円（本体価格 5,800 円＋税）× 1 冊

═══ 2017 年 ═══

No. 252 ここまでわかる，ここまでできる！ こどもとおとなの脱毛症診療
編／大山　学

No. 254 血管腫・血管奇形の治療 update　編／岩崎泰政

No. 255 皮膚科治療薬処方ガイド─年齢・病態に応じた薬の使い方─
（本体 5,600 円＋税）　編／常深祐一郎　増刊号

No. 256 こどもとおとなの食物アレルギー診療　編／千貫祐子

No. 258 さまざまな角度からとらえる爪疾患の多角的アプローチ
編／齋藤昌孝

No. 262 再考！美容皮膚診療─自然な若返りを望む患者への治療のコツ─
（本体 4,800 円＋税）　編／森脇真一　増大号

No. 263 生物学的製剤 update─臨床のためのポイント解説─
編／多田弥生

No. 264 知っておきたい 分子標的薬の最新情報　編／大塚篤司

═══ 2018 年 ═══

No. 265 ストップ・ザ・マーチ！ 予防も含めたアレルギー治療の実際
編／加藤則人

No. 266 実践 褥瘡のチーム医療─予防から治療まで─
編／前川武雄

No. 267 Skin aging─ケアの実際─　編／門野岳史

No. 268 これが皮膚科診療スペシャリストの目線！
診断・検査マニュアル─不変の知識と最新の情報─
（本体 5,600 円＋税）　編／梅林芳弘　増刊号

No. 269 足下を固める真菌症診療　編／畑　康樹

No. 270 夏前に知りたい！ 夏の生き物による疾患の perfect cure
編／常深祐一郎

No. 271 これ 1 冊！こども皮膚病─診断と治療─　編／馬場直子

No. 272 見逃さない！皮膚が語る重症疾患のサイン
編／名嘉眞武国

No. 273 皮膚科女性外来の実践　編／檜垣祐子

No. 274 必読！皮膚疾患に潜む pitfall　編／鶴田大輔

No. 275 外来でてこずる皮膚疾患の治療の極意
─患者の心をつかむための診療術─
（本体 4,800 円＋税）　編／安部正敏　増大号

No. 276 これで困らない！蕁麻疹患者の対応法　編／平郡隆明

No. 277 達人に学ぶ“しごと”の皮膚病診療術　編／中村元信

═══ 2019 年 ═══

No. 278 皮膚科で役立つエコー活用術　編／八代　浩

No. 279 皮膚科医のためのリスクマネジメント術
─メディエーションとコンフリクトマネジメントも含めて─
編／松村由美

No. 280 皮膚悪性腫瘍の病理組織診断プラクティス
編／清原隆宏

No. 281 これで鑑別は OK！ ダーモスコピー診断アトラス
─似たもの同士の鑑別と限界─
（本体 5,600 円＋税）　編／宇原　久　増刊号

No. 282 金属アレルギー診療 update　編／足立厚子

No. 283 “わけのわからない痒み”管理マニュアル　編／石氏陽三

No. 284 紅皮症 迷った時にこの 1 冊！　編／山本俊幸

No. 285 今だから学ぶ性感染症　編／川村龍吉

No. 286 明日からはじめる下肢・足部潰瘍治療　編／出月健夫

No. 287 基礎から固める血管炎　編／石黒直子

No. 288 実践！皮膚外科小手術・皮弁術アトラス
（本体 4,800 円＋税）　編／田村敦志　増大号

No. 289 知らぬと見逃す食物アレルギー　編／矢上晶子

No. 290 皮膚科で役立つ治療関連合併症マネジメントマニュアル
編／玉木　毅

═══ 2020 年 ═══

No. 291 いま学びたい 皮膚リンパ腫の診断と治療
編／菅谷　誠

No. 292 水疱をどう診る？どう治す？　編／西江　渉

No. 293 まるわかり！自己炎症性疾患　編／金澤伸雄

No. 294 “顔の赤み”鑑別・治療アトラス
（本体 5,800 円＋税）　編／関東裕美　増刊号

No. 295 皮膚科ではこう使う！漢方処方ガイド　編／清水忠道

No. 296 “中毒疹”診断のロジックと治療　編／阿部理一郎

No. 297 ウイルス性疾患 最新の話題　編／浅田秀夫

No. 298 いま基本にかえるメラノーマ診療　編／爲政大幾

No. 299 化粧・香粧品による皮膚トラブルと患者指導　編／青山裕美

No. 300 皮膚科医必携！外用療法・外用指導のポイント
（本体 5,000 円＋税）　編／朝比奈昭彦　増大号

No. 301 こころと皮膚　編／片岡葉子

No. 302 詳しく知りたい！新しい皮膚科の薬の使い方
編／神戸直智

No. 303 かおとあたまの皮膚病診療　編／福田知雄

═══ 2021 年 ═══

No. 304 口腔粘膜疾患のすべて　編／髙橋愼一

No. 305 免疫再構築症候群/irAE の学び方・診方
編／末木博彦

No. 306 これだけは知っておきたい 軟部腫瘍診断
編／清原隆宏

No. 307 日常診療にこの 1 冊！皮膚アレルギー診療のすべて
（本体 5,800 円＋税）　編／森田栄伸　増刊号

No. 308 完全攻略！新生児・乳児の皮膚マネジメントマニュアル
編／玉城善史郎

No. 309 どう診る？汗の病気　編／藤本智子

No. 310 白癬を究める　編／原田和俊

※各号定価：本体 2,500 円＋税（増刊・増大号は除く）
※ 2016 年以前のバックナンバーにつきましては，弊社ホームページ（https://www.zenniti.com）をご覧ください．

==== 次号予告（8月号） ====

角化症診療マニュアル

編集企画／秋田大学教授　　　河野　通浩

比較的多い魚鱗癬………………………河野　通浩
表皮融解性魚鱗癬と
　ichthyosis with confetti………………乃村　俊史
先天性魚鱗癬様紅皮症と症候性魚鱗癬……武市　拓也
重症魚鱗癬の治療と対応………………加藤　塁ほか
掌蹠角化症………………………………中野　創
Netherton 症候群と peeling skin 症候群……山本　明美ほか
自己炎症性角化症………………………杉浦　一充
ダリエー病とヘイリー・ヘイリー病………高橋　健造
汗孔角化症の診断と病態………………久保　亮治
炎症性角化症の病理組織と鑑別診断………柳原　茂人

編集主幹：照井　正　日本大学教授
　　　　　大山　学　杏林大学教授

No. 311　編集企画：
　門野岳史　聖マリアンナ医科大学教授

Monthly Book Derma.　No. 311

2021 年 7 月 15 日発行（毎月 15 日発行）
定価は表紙に表示してあります.
Printed in Japan

発行者　　末　定　広　光
発行所　　株式会社　全日本病院出版会
〒 113-0033 東京都文京区本郷 3 丁目 16 番 4 号 7 階
　　　　電話　(03)5689-5989　Fax　(03)5689-8030
　　　　郵便振替口座 00160-9-58753
印刷・製本　三報社印刷株式会社　　　電話　(03)3637-0005
広告取扱店　㈱メディカルブレーン　　電話　(03)3814-5980

© ZEN・NIHONBYOIN・SHUPPANKAI, 2021